病与医

王军 著

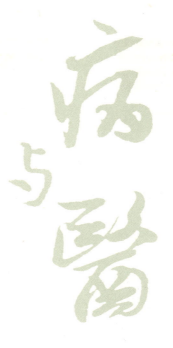

疾病一直是人类挥之不去的阴影，是人类苦难的一个重要根源。当疾病如魔鬼般践踏着生命和社会，人类也在黑暗中不停地寻找着光明。医学——人类在抗争疾病的漫漫征途中点燃的一盏明灯。人类在抵御病魔的浩瀚荒漠中挖掘的一泓清泉，给痛苦中的人们带来了无限的温暖、帮助和希冀。在病与医的发展历程中，医学发展的一项规律是以人为本：相应地，医疗保障制度的设计也同样要以需为本。

人民出版社

引　言

　　一年多来，我在国内外进行了一系列有关医改问题的调研。国内，走访了天津、浙江、河南、甘肃等 10 余个省市，考察了多家医院，征求了相关部门及多方面专家的意见和建议，国外，专门或顺访了巴西、美国、捷克、土耳其、英国等国家和国际组织，了解其医疗保障体制建立发展改革之路，听取了他们的看法和建议。在此基础上，形成了这篇关于"病与医"问题的考察研究报告。

　　该报告重点提出了中国医药卫生体制改革的"三个二"原则和"三个一"目标。"三个二"原则即"两重"：重在改革，重在建制；"两本"：以需为本，以基为本；"两主"：政府主导，社会主办。"三个一"目标即"建立健全一个统一的领导体制，形成一套强有力的支撑体系，实现一组分阶段的发展目标"。

　　回顾这篇报告的写作过程，真可谓历尽艰辛。在开始的长达半年的时间里，尽管"中国医改之路"这一命题始终萦绕于心，国内外考察也屡有所得，但每当直面这一事关天下百姓安康、牵涉方方面面利益、本身又是千头万绪难以归拢的问题时，却总得不到要领、理不出头绪，真可谓"剪不断，理还乱"、"才下眉头，

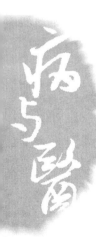

又上心头"。直到2006年底赴土耳其考察期间，才猛然破解了研究的方法与路径。

其实，到土耳其出访，并非专门调研医改问题，而是参加世界会计师大会。大会期间，在做好"主业"之余，念念不忘做些"副业"，寻机凑巧地向有关人员了解土耳其的医疗保障情况。或许正如解释学指出，一个人接受事物的指向、广度和深度很大程度上决定于其思想观念和兴奋点。在参观历史遗迹爱菲斯古城时，一路所见所闻恰恰多与"医"字相关。一是探访了建在神庙附近规模宏大的古罗马医院遗址，以及供慢性病人疗养、几千年以来依然潺潺不息的温泉——听说无数古罗马人曾千里迢迢到此施行沐浴、涂膏治疗；二是考察了博物馆里古罗马外科手术器具，那一个个制作精巧的象牙探针、青铜药盒、银柄双刃刀，不知当年治愈了多少病人；三是拜访了阿斯克来皮斯的神殿，在神话里，这位手持蛇杖的俊美男子是医生、治疗者和救助者的鼻祖，被奉为"罗马医神之王"；四是瞻望了名垂青史的古希腊医疗科学创建者希波克拉底的大理石雕像，他那仁慈、刚毅、宁静的面容，让人油然而生对医学神圣的敬意。就这样，一边走，一边看，一边与过去的考察所得进行关联，一边对脑子里解不开的难题进行深入思索，突然犹如暴风雨后一缕阳光落在湖面，亦若苦苦寻觅的武陵渔人窥见桃花源洞口的那线光明，多日来纷乱如麻、不得要领的思路豁然清晰敞亮起来。心头萌生一种启示：要从历史和世界这纵横两大坐标轴构筑的大视野中，探讨原委，深究利弊，审视和思考当前中国医药卫生体制改革的历史定位，研究和建议未来发展的制度模式和改革步骤。

　　正是按照这种思路,本文上篇由纵切面剖入,对医药及医保发展史进行大框架梳理,力求总结其主要规律和一般趋势;中篇着眼于横切面,通过分析比较一些有代表性的国家医疗保障模式的长短得失,提炼其共性经验和启示;下篇则在上篇和中篇的基础之上,全力思考和回答"中国医改之路"的问题。写作过程十易其稿,宛如一场交织着幸福和痛苦的马拉松赛跑。每当思路堵塞几欲搁笔时,每当字斟句酌困于推敲时,是领导们的鼓励,同志们的帮助,亲人们的支持,心里面的责任,让我坚持了下来。或许,我的研究成果难及企望,但如果能够为深化医药卫生体制改革提供一些有益参考,如果能够起到抛砖引玉的作用,如果能够促进更多的人去深入透彻研究这个问题,我心足矣!我相信,一个人的力量固然有限,但当所有人的努力和心血汇成洪流,这股磅礴的伟力定可以劈山斩河,从困境之山采出希望之石,在苍茫的大地上开辟出一条迈向光明和幸福的通天大道。

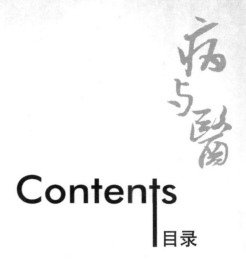

Contents

目录

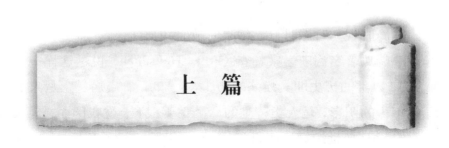

上 篇

一

生、老、病、死，是生命体无法摆脱的宿命。自古以来，感染就是生命体逃脱不了的基本法则——生物必须靠合成蛋白质生存，即须将其他生物的蛋白质或者制造蛋白质的物质拿来"为己所用"，这种"你中有我，我中有你"的状况，必然导致疾病如影随形。一是从时间跨度看，疾病的历史可谓与生命的历史一样长远。考古学家曾在美国落基山脉距今5亿多年前寒武纪地质年代的岩壁上，发现带有链球菌的化石；在距今3亿多年前宾西法尼亚地质年代的爬虫类和两栖动物化石上，发现细菌类和寄生虫疾病的痕迹；在距今1亿多年前白垩纪地质年代的动物化石上，发现骨瘤、骨膜炎和关节炎等疾病。二是从蔓延广度看，不仅是人类或灵长类动物，其他进化程度较低的动物如爬虫，乃至植物也会患病。三是从生命历程看，生物每时每刻都在与疾病作斗争，如巨噬细胞不断与入侵的病菌进行殊死搏斗，只不过表现形

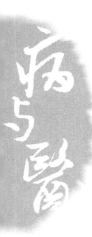

式时隐时现，时微时巨，结果时败时成罢了。

瑞典著名病理学家韩森（Folke Henschen）说过这样一句名言："人类的历史即其疾病的历史。"①的确，疾病一直是人类挥之不去的阴影，是人类苦难的一个重要根源。就我国而言，从公元3世纪至6世纪短短四百年间，正史里就记载了27次"大瘟疫"，平均15年爆发一次，当时人的平均寿命只有30岁。东汉献帝建安22年(公元217年)，一场瘟疫横扫中原，那时文坛"建安七子"中的徐干、陈琳、应玚、刘桢、王粲五位文豪都在该年死于瘟疫。就世界而言，瘟疫的爆发也是此起彼伏。仅有文字记载的鼠疫大流行就有过三次：首次鼠疫大流行发生于公元6世纪，起源于中东，流行中心在近东地中海沿岸。公元542年，经埃及南部塞得港沿陆海商路传至北非、欧洲，几乎殃及当时所有大国。这次鼠疫流行持续了五六十年，极流行期每天死亡万人，死亡人口总数近一亿。第二次鼠疫大流行发生于公元14世纪，此次流行断断续续近三百年，遍及欧亚大陆和非洲北海岸，尤以欧洲为甚。历史学家芭芭拉·塔奇曼在描绘14世纪的情景时写道："这种病是如此致命，以至于人们在上床时还是好好的而在早上醒来之前已经死去了。医生在病人的床前感染上这种病，却比他的病人死得还早。"②欧洲死亡人数2500万，占当时欧洲人口的四分之一；意大利和英国死亡者达其人口的半数。第三次鼠疫大流行始于19世纪末，至20世纪30年代达最高峰，波及亚洲、欧洲、美洲和非洲

① 《人类文明进程史是抗击传染病的进程史》，载《信息导刊》2003年第17期。
② [美]威廉·科克汉姆：《医学社会学》第18页，华夏出版社，2000年第1版。

的 60 多个国家，死亡达千万人以上。

　　"疾病和传染病流行对人类文明产生深刻而全面的影响，它往往比战争、革命、暴动来得还要剧烈，因为它直接打击了文明的核心和所有生产力要素中最根本的——人类本身，打击了他们的身体和心灵。"[①]据考证，西方历史上三次重大转折都与瘟疫息息相关。一是发生于公元前 430 年至公元前 427 年希腊雅典的瘟疫。据古希腊历史学家修昔底德记载，这场瘟疫造成的后果非常惨重：雅典军队的生力军 1/4 死亡，希腊南部城邦的人口 1/4 死亡，政治家伯利克里在此次瘟疫中死去。西方文明史由此发生了一次重大转折，因为雅典本来有称霸整个希腊半岛的雄心——雅典和斯巴达是古希腊 200 多个城邦国家中最强大的两个，但这次瘟疫使它从此一蹶不振。二是发生于公元 3 世纪左右罗马帝国的两场瘟疫。在马可·奥略留皇帝任内爆发的"安东尼瘟疫"，是罗马军队镇压叙利亚后带回来的疾病，它使军队在这场瘟疫中损失了 1/10，而 15 年内它导致了罗马帝国本土 1/3 的人口死亡，皇帝本人也在瘟疫中死去。有学者认为这是天花最早流行的记录。在公元 250 年，罗马又爆发了另一场传染病——西普里安大瘟疫，有学者认为它是斑疹伤寒，是从埃塞俄比亚、埃及和罗马在北非的海外殖民地传播而来。它持续了 16 年，高峰期罗马城每天死亡人数达到五千。这两场瘟疫流行之后，再加上其他一些原因，罗马帝国迅速衰落下去，随着四五世纪蛮族入侵，曾经不可一世的罗马帝国土崩瓦解，西方历史从此进入了漫长而黑暗的中

　　[①]瞿剑：《非典，人类送你远遁》，载《科技日报》2003 年 4 月 29 日。

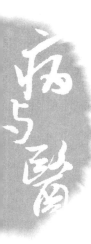

世纪。三是发生于19世纪初拿破仑军队里的瘟疫。显赫一时、威震欧洲的法国皇帝拿破仑之所以兵败莫斯科、再败滑铁卢，一个十分重要的原因是斑疹伤寒在拿破仑大军中流行，导致死者枕藉，60万大军到达莫斯科时实际已不足十万，且疲惫不堪，以致最终一败涂地。

疾病对人类个体带来的痛苦和创伤更是巨大。雄才大略的秦始皇儿时患上软骨症和支气管炎，落下了鸡胸之症和豺狼之音，终生访仙求药；法国启蒙主义作家蒙田在其传世名著《蒙田随笔文集》中多次抱怨膀胱炎给他带来的痛苦；美国总统富兰克林·罗斯福从小得了小儿麻痹症，终生只能以轮椅代步；等等。大人物患病尚且如此，小人物的命运就更可想而知了。因此，即使豁达如孔子者，当听到弟子伯牛得了不治之症时，也不禁叹息道："命矣乎，斯人也有斯疾！"我在捷克见到，几乎每个城市中心广场都建有耸立天际的黑死病纪念碑，这是当时人们为感谢上帝阻止瘟疫蔓延而建。布拉格老城广场的黑死病纪念碑，底座和中部雕刻了许多天使，她们凝视上天，面容悲戚，似为人类苦难而忧伤，又仿佛在吁求上帝拯救人间浩劫；顶部雕刻的上帝和耶稣则俯瞰大地，神色凝重，好像正在全力拯救人类的苦难，阻止黑死病的蔓延。我也曾看到在黑死病肆虐的16世纪德国著名画家汉斯·霍尔拜因画的53幅闻名遐尔的绘画《死亡之舞》，里面描绘了从高贵的教皇和皇帝，到一般的文书与隐士，再到农夫与牧羊人等，面对瘟疫和死神的痛苦。那种"肉尽骨立，百节皆痛"的苦状，那种"手足不任，气力衰竭"的无奈，那种"心怀苦恼，言辄悲哀"的模样，令人不寒而栗。即使到了现代社会，回想起

2003年北京的"非典"时期，"满城尽戴白口罩"、人人自危、风声鹤唳的情景，不仅历历在目，而且心有余悸。

二

当疾病如魔鬼般践踏着生命和社会，人类也在黑暗中不停地寻找着光明。医学——人类在抗争疾病的漫漫征途中点燃的一盏明灯，人类在抵御病魔的浩瀚荒漠中挖掘的一泓清泉，给痛苦中的人们带来了无限的温暖、帮助和希冀。"医学的最初观念是来自原始人的痛苦和惧怕，甚至是来自动物的痛苦和惧怕"[①]，"医学随着人类痛苦的最初表达和减轻这痛苦的最初愿望而诞生"[②]。或许这是医学与宗教密切相关的主要原因之一。据了解，古代医院一般都设在宗教场所或其附近，如古罗马神殿旁边一般建有医院，而唐代病坊也常设立在京城附近的佛教寺院；《圣经》中耶稣显示的神迹中有许多是他救治麻风、残疾病人的情形；宗教徒传教时一般也传播医术，如鉴真东渡日本时随船携带了千斤药材，而"贫民窟的圣人"特蕾莎修女则终身在印度行医等。也许正因如此，老百姓崇敬地将医术奉为仁术，誉之"救人一命，胜造七级浮屠"、"修合无人见，存心有天知"，而且各个时代均有大量表现病人与医生的绘画和雕塑。事实上，像希波克拉底、华佗等一

① [意]卡斯蒂廖尼：《医学史》第3页，广西师范大学出版社，2003年第1版。
② [意]卡斯蒂廖尼：《医学史》第8页，广西师范大学出版社，2003年第1版。

代代医学大师的存在，本身就显示了人类征服疾病的决心、勇气和力量，证明人类灵魂深处是多么富于温暖、期待给予和渴望升华！让我们重温法国医学家巴斯德在大女儿患病去世后写给自己父亲的信吧，它曾让我受到极大的感动和震撼："我帮不了我那可怜的女儿，……让我们想想留在人间的儿童吧，尽我们力所能及，为使他们免受今生的痛苦而努力吧！"[①]我国唐代医学家孙思邈也写下感人至深的话语："若有疾厄来求救者，不得问其贵贱贫富、长幼妍媸、怨亲善友、华夷愚智，普同一等，皆如至亲之想。亦不得瞻前顾后，自虑吉凶，护惜身命。见彼苦恼，若己有之；深心凄怆，勿避险恶，尽夜寒暑，饥渴疲劳，一心赴救，无作功夫形迹之心……"[②]

在医者和全人类的共同努力下，医学本身也在不断进步发展。从上古巫术到现代疗法，从《圣经》上的脏器治疗到今天的内分泌学，从希波克拉底的体液病医学到现代的免疫学，其发展与社会形态和生产关系密切相关，也与科技进步和文化拓展密切相关。沿着医学发展的历史脉络，我们可以将其大致分为以下四个阶段：

1．**巫术医学**。即几万年前原始萌芽式的医学。医学刚一诞生，就被人类抹上一层厚厚的神秘色彩。主要特点：一是将疾病起因归结为不可捉摸的超自然力量，比如认为由于远方的神灵和星辰，或地下亡灵的直接参与，疾病得以进入人体，从而引发疾病。我国古代人认为疾病是"五瘟神"

---

① 余凤高：《病魔退却的历程》第16页，山东画报出版社，2001年第1版。
② 孙思邈：《大医精诚》。

在作祟；居住在今天土耳其与伊拉克接壤处的古代巴比伦和亚述人坚信，每一种疾病都有一个恶魔在控制；居住在古墨西哥的阿兹特克人认为，因为一些冷酷的神在惩罚人，才使人患病。二是治病方法以驱魔除妖为主。那时的人们或直接祈祷，或借助于所崇拜的神灵，最主要的是通过巫医与超自然的神灵进行沟通来疗病。三是医药治病雏形逐渐形成。原始人的习俗中孕育着医学原始萌芽，比如在《山海经》里就有关于巫师们常采药于灵山及"操不死之药"的记载。

2．**思辨医学**。即古代社会医学。随着生产力的不断进步和社会分工的逐渐细化，医学向前发展了一大步，世界各大文明古国都创造了自己独特的医学体系。主要特点：一是思辨性强。由于当时人体解剖是一种禁忌，所以对疾病的认识存在大量哲学思辨和推理的成分，科学性和实验性不强。比如印度医学认为健康是机体的三种原质——气、粘液、胆汁正常配合的结果。巴比伦人认为人体是个小宇宙，其构造合乎天体的运行，等等。二是整体感强。渐渐把人体当作一个整体来看待，认为疾病是由于人体构成各要素不和谐引起的。希腊医学认为机体的生命决定于四种体液：血、粘液、黄胆汁和黑胆汁，体液平衡，则身体健康；体液失调，则多病多灾，治疗之道就是要使这四种体液达到均衡。当然，希腊和罗马医学中有一部分属于外科医学，但由于此时对人体解剖知之甚少，所以外科手术及其技术尚处于初期阶段。我国医学认为人体是一个小宇宙，受制于阴阳两种对立的力量，人一旦受到外部或内部因素的干扰而使这两种力量失去平衡，机体就会遭受损坏，而治疗关键是要让阴阳协和。三是宗教味浓。特别是欧洲进入中世纪后，文化思想领域几乎完全由教会所统治。神学渗透到一切知识领域，医学和医学教育也由僧侣掌握，他们将生病视为上帝降罪，将受苦当成赎罪，为病人看病的同时也替病人祈祷，把治病与敬神联系在一起。四是医院初现。医院作为一种社会组织出现了，但当时它一般是与基督教联系在一起的，数量少、规模小、条件差、宗教色彩重，主要用于救治社会阶层较低的穷人，高收入者则主要在家里接受医生治疗。

3．**实验医学**。即文艺复兴以后16至19世纪的欧洲医学。文艺复兴浪潮波及医学领域后，欧洲社会发生了一场医学革命，医学从宗教迷信、个体经验及传统枷锁中走了出来。主要特点：一是把医学建立在科学实验和对病人精确观察的基础之上。医学革命的代表人物帕拉切尔苏斯提出："没有科学和经验，谁也不能成为医生。我的著作不是引证古代权威的著作，而是靠最大的教师——经验写成的"[1]。16世纪人体解剖学的建立，17世纪显微镜的应用、牛痘接种法的推广，19世纪细菌学的建立、阿斯匹林的应用，无不建立在科学实验和临床观察的基础上。二是医学分科日益细化和深化。临床医学、药剂学等学科分类出现，医药、医械与医学分家，专业化程度越来越高。三是公共卫生和疾病预防得到普遍重视。由于了解到瘟疫是病菌传染的结果，伦敦、巴黎等城市开始进行大规模的公共卫生整治，改善卫生条件，创造清洁环境，牛痘接种等预防治疗手段也逐渐推广。四是正规医学教育特别是临床医学教育得到大规模举办。由于给学生提供了临

[1] 转引自《医学发展史》。

床症候以及与病理变化关系的资料,大量医术精湛的医生被系统地培养出来。五是医院较快发展,但质量不高。1731年,英国医院的建立进入高潮,共计建有115所医院。19世纪,美国医院的运转依靠宗教组织和政府补贴维持。但这时医院条件仍较简陋,肮脏拥挤,通风不畅。

4. 生命医学。20世纪,医学与现代科学技术紧密结合,无论在技术还是理念上都有了空前的进步,生命医学逐渐浮出水面。主要特点:一是以系统论和整体论的观点来看待人体,认为不仅人体各个器官之间存在密切关联,身与心之间也存在巨大的相互作用,促使心身及行为医学等新学科相继出现。二是把人作为一个与自然环境和社会环境密切作用的整体来研究。比如,1977年美国医学家G. L. 恩格尔提出"生物——心理——社会医学"模式,主张从生物学、心理学和社会学三个方面综合考察人类的健康和疾病问题,弥补了过去单纯从生物学角度进行考察的缺陷。改善人类所处的生活工作环境和心理状况以提高健康水平成为共识。三是医学发展呈现出日新月异的局面。医学同各学科交叉融通,现代物理学、化学等学科的发展为生命医学的进步提供了更好的条件。比如,分子生物学兴起的时间虽然不长,但其影响已逐渐渗透到医学各个领域,催生了一系列新兴学科,如分子药理学、分子病理学、分子免疫学等;又如,基因工程技术以惊人的速度向前发展,其中如DNA序列测定技术、基因突变技术以及基因扩增技术等一大批新技术正在逐渐走向成熟,对医学发展产生重大影响。四是医院逐渐形成专业分工和集体协作的格局。由于最先进的医学技术集中在医院里,医院逐渐演变成为治疗重病人的主要场所，并且开始向病人收费，以维持医院运转。同时，医院结构发生分化：公立医院收费低廉，主要收治穷人，而私立医院收费较高，主要面向富人。五是家庭式护理和治疗又得到了推崇。随着人口老龄化发展以及一些慢性疾病如心血管病、恶性肿瘤等疾病发病率的大幅上升，家庭护理逐渐替代了一部分医院治疗，家庭重新成为一个重要治疗场所。适应"个性化、就近化、长期化"的需要，家庭医生也发展成为一支重要力量。非常有意思的是，世界卫生组织的张小瑞女士告诉我，这一阶段，人们又重新肯定了传统医学的地位和作用，并在1978年世界卫生组织召开的阿拉木图大会上，形成了一个共识宣言。

三

从病与医之间相互较量、时而悲壮时而可喜的发展历程中，我们可以窥见其间悄然贯穿着一个主旋律。对此，可以简要概括为**"两项规律，四大趋势"**。

所谓两项规律，**一是医学是仁学，也是人学，医学发展必须以人为本。**"天覆地载，万物备悉，莫贵于人。"①医学视野从关注驱魔到关注赎罪到关注局部病灶再到关注环境、遗传以及整体健康，这一系列焦点转变，说明医学一步步从冥想的天庭走向科学的殿堂，把目光投向人类本身，致力于呵护此岸人们身心的健康

① 《内经·素问》。

与幸福,日益渗透着与人类休戚相关的精神。特别是医学以人为本的发展方向和理念为人权观注入了全新的内容,促使健康权的观念日益深入人心,并成为大多数国家的一项基本共识。主要内涵是:第一,健康权是一种天赋的基本人权,"享受可能获得的最高健康标准是每个人的基本权利之一"[①],无论贫富贵贱,人人都拥有健康权。第二,健康权的所谓健康是整体而非局部或狭义的,它是"一种身体、精神、社会的完满状态,不仅仅是没有疾病或者身体不虚弱"[②]。第三,健康权要求国家应尽力为其成员提供这方面的保障。第四,健康权的实现是一个过程。由于世界各国发展差异巨大,健康权受制于经济发展和可利用的资源条件,不可能千篇一律,只能是一个逐步实现的过程。**二是病与医之间的较量,是一个"魔高一尺、道高一丈"、此消彼长、永无止息的过程。**病刺激了医的发展,医也刺激了病的变异。医疗技术发展消灭了天花,却冒出了艾滋病;有了青霉素,细菌却产生了抗药性,迫使人们不得不一代代更新抗生素。总体看,医疗技术在不断发展,人类疾病谱系也在不断变化。对人类危害最大的疾病,过去主要是鼠疫、麻风等传染病,在当代社会则演化为糖尿病、高血压等慢性病。另外,一些以前没有的疾病如非典、禽流感等也在不断产生,给人类社会造成了巨大危害,也对医学提出了更高要求。

所谓四大趋势:**一是医学分工精深化。**在《三国演义》中,华佗既能诊病,又能制药;既能看内

---

① 《经济、社会及文化权利国际公约》第12款。
② [美]斯科特·伯里斯、申卫星:《中国卫生法前沿问题研究》第368页,北京大学出版社,2005年第1版。

科，又能动手术，其医书号称可治尽天下病症。著名罗马医学家盖伦也是一名"全能型"医生，内科、外科、药剂等皆一人承担。近代以来，虽然全科医生仍发挥着重要作用，但内外科分家、医检分家、医药分家、医械分家成为一种趋势，出现了专门的防疫中心、检查中心、药剂师和药房、专科医院，综合医院科室分类也更加细致。**二是医疗费用高昂化。**巫术医学阶段，治病只需花费巫师求神念咒的一点时间；思辨医学阶段，主要靠"一根针，一把草"；进入实验乃至生命医学阶段，随着新技术、新疗程、新药物不断出现，医疗发展越来越呈现出成本密集型、技术密集型和知识密集型特征；再加上医疗技术与其他技术不同，其发展进步并不伴随劳动力的减少，相反却需要更多受过长时间医学教育和培训的医生及辅助人员，治疗费用日趋昂贵。1960年到1990年，OECD国家卫生保健方面的公共支出占GDP的比重从2.5%上升到6%。我到美国考察时了解到，美国过去20年间药品研发费用占销售收入的比例已从11.9%上升到20.8%，是航天工业和国防工业的5倍，计算机软件业的2倍。这使医疗费用以年均7%的速度大幅上涨。英国牛津大学一位研究基因的医学博士告诉我，由于科技进步等原因，未来20年内，医疗费用有可能要增长10倍以上。**三是医疗服务平民化。**随着医疗技术的推广和医院的广泛建立，医疗服务逐渐从一小部分达官贵人的特权走向平民，从军队走向大众。**四是医院作用中心化。**医院从罗马和中世纪的"宗教活动的中心"，发展到专门收治穷人的"贫民院"，到条件恶劣的"临终者之家"，到医疗技术发展和救治重病患者的中心，作用日益重要。目前，国外的一般情况是：常见病、多发病普遍在社区就诊，而重症、疑难杂症则在医院治疗。

四

"黄金有价药无价"，医疗离不开大量人力、物力、财力的支撑和投入，"钱不是万能的，但没有钱是万万不能的"。人若生病，治病则要花钱，这似乎是不言自明的道理。然而，治疗结果往往是使疾病风险转化为经济风险，甚至是人财两空。这使得人们不得不面临这样一个两难选择：究竟是破财治病，还是抗病守财？所以，我国民间流传着这样一句俗话："不怕不敬神，就怕家里有病人。"南非著名医学家巴纳德也说过这样一句很沉痛的话："我们在身体上治疗我们的病人，但却往往在财务上杀死他们。"①正是从这个意义上讲，医疗不仅是一个技术问题，更是一个经济问题；不仅是个人和家庭的经济问题，更是一个国家的财政、社会和政治问题。

亚里士多德指出，人是一种社会性的动物，天性决定他必定要与伙伴互助共济。前段时间，我读到一则消息，大意为英国科学家通过实验发现，人性中有一种追求平等和互助的倾向。为了抵御因治疗疾病而给人们带来的经济风险，古今中外许多思想家和行动者都千方百计地寻找设计和不断改进相对合理的解决办法，目的在于构建适当的"风险池"，让少数人的医疗费用在多数

---

① 转引自《重大疾病保险的起源》。

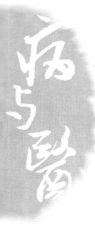

人群中进行分摊，使之相对可以承受。比如，在两千多年前春秋战国时期的百家争鸣中，就有诸子百家对社会保障，乃至医疗保障的各种说法。据《周礼》记载，中国早在周代就有了"保息六政"，即"一曰慈幼，二曰养老，三曰振穷，四曰恤贫，五曰宽疾，六曰安富。"《孟子》中也提到："出入相友，守望相助，疾病相扶持，则百姓亲睦。"或许，这便是"医保"概念产生的根本原因和主要动力吧？

其实所谓医保，简单讲就是在一定范围人群中分摊医疗费用的保障机制。伴随着人类社会的发展，医保也在不断发展和进步。根据其演化进程，我把它们分为部落型医疗保障、家庭型医疗保障、集体型医疗保障和社会型医疗保障四种形态。

1. **部落型医疗保障**。原始社会实行的是原始共产主义制度，生产资料甚至部分生活资料都归部落全体人员集体所有。在这种情况下，极为稀缺的医疗资源也由部落成员共同享用。

2. **家庭型医疗保障**。即一种建立在血缘和姻亲基础上、以家庭或家族为主要单位，共同承担家庭成员医疗费用的制度。主要特点：一是家庭成员互助保障。"养儿防老，积谷防饥"，是传统农业社会盛行的生存保障法则。在这一历史发展阶段，医疗保障的责任主体是家庭或家族，人们依靠家庭成员之间的互助来实现对医疗费用的分摊。从客观上讲，由于传统农业社会生产力水平低下，缺乏进行社会化大生产和组织的能力，人与人之间的关系大多仅局限于家庭。再加上人口流动性很小，很多人一生基本就定居在一个地方，依靠家庭进行保障比较便利。二是保障水平低下。虽然当时家庭规模一般比现在要大，比如我国有四世同堂、聚族而居的传统，但总的说来"风险池"仍然很小。遇到小病小灾或许勉强还能应付一下，一旦遭遇大病，其结局往往会造成家道中落甚至是家破人亡。鲁迅先生幼年时家里就曾因父亲生病一下子"从小康人家而坠入困顿"[①]。当然，农业社会除了家庭保障以外，在一些特殊群体中还存在着一些其他类型的医疗保障形式，政府偶尔也做些管理，比如在皇室、军队、教会内部等均提供免费医疗，但其覆盖人群太小又太过特殊，不代表社会主流做法。

3．集体型医疗保障。即一种由行业劳动者自发组织起来，通过互助共济的形式分担医疗费用的制度。事实上，这种做法最早发轫于公元前四千多年的古埃及。据记载，古埃及修建金字塔的石匠就曾自发组织互助会，通过缴纳会费的方式支付会员死亡的善后费用。但它成为一种大规模存在的医疗保障形式的时间则要晚得多，大体是在17世纪至19世纪中叶。主要特点：一是发展于资本主义已经出现但尚未完全成熟的阶段。在当时社会化大生产的背景下，劳动力自由流动已经成为一种现实，比如，16世纪英国的"圈地运动"造成了大批农民背井离乡、进城而居。城市人口密度大、流动性强、卫生条件差，比农村容易生病；特别是工厂作业远比田间耕作易受伤害，易患疾病。这样一来，传统家庭型医疗保障就显得鞭长莫及，远远不能满足新情况需要了。因此，雨后春笋般大量涌现的工厂和行业便被推上前台，成为医疗保障的重要单位。二是组建互助共济机制。依靠劳动者自发组

①《鲁迅杂文全集》第128页，河南人民出版社，1994年第1版。

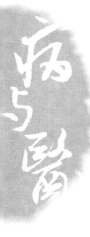

织起来，在同行业中吸收会员，通过征集资金的形式实现互助共济，以便在会员发生疾病时给予救济。比如意大利的基尔特、英国的友谊社和共济会、法国的共济社、德国的扶助会、矿工共济团等皆是如此。三是覆盖范围逐渐扩大。开始仅局限于少数行业，组织管理较松散，保障水平较低。后来随着资本主义和工业化的发展，逐步扩大范围和提高保障水平。总之，集体型医疗保障制度的建立和发展，为政府介入起到了先驱作用，也为建立统一的社会型医疗保障制度奠定了重要基础。

　　4．社会型医疗保障。即一种以政府为主体或者政府制定法律法规加以规范，通过国民收入再分配，对公民解决医疗费用问题予以帮助，从而使其享有基本医疗保障的制度。主要特点：一是先进性。这是一套建立在资本主义制度取代了封建制度、工业文明取代了农业文明、社会化大生产取代了小农生产基础上的医疗保障制度，而且随着工业化进程的加快，保障体系渐趋完整，组织管理渐趋严密，覆盖人群渐趋广泛。二是权责性。权利和义务相结合原则是世界各国推行社会型医疗保障制度的主要原则。也就是一个人如果希望得到医疗保障的权利，就必须履行一定的义务，通过投保或缴纳税费等手段，预付一定的医疗保障经费。三是公平性。由于所有满足条件的社会成员都必须缴纳一定的保障费用，因此它实质上是一种国民收入的再分配，即通过社会型医疗保障，实现财富在穷人与富人之间、健康人与患者之间、年轻人与老年人之间，甚至自己一生不同阶段之间的重新分配。这种再分配有利于帮助弱者分享社会经济发展的物质成果，缓解因利益差别和对立而导致的紧张与冲突，弥补市场缺陷，保障社会公平。四是有效性。社会型医疗保障是以整个社会为"风险池"的，因此其风险化解能力较强，保障水平也较高。五是转支性。一般情况下，患者不直接支付卫生医疗支出，而是由保险公司或其他机构支付大部分费用，而患者只支付很小的一部分。这有利于增强医疗需求方与提供方进行谈判的能力，帮助患者克服信息不对称的问题，促进医疗成本的降低。

五

英国著名历史学家汤恩比指出，人类社会总在"挑战"和"应激"中不断发展。我认为这一判断对医疗保障体系发展同样适用。正是为了防止病魔肆虐，满足人们越来越高的医疗需求，医疗技术才得到不断发展和成熟；也正是为了防止患者治疗时出现支付危机，化解其经济风险，医疗保障才应运而生。而在医疗需求方（下称"需方"）、供给方（下称"供方"）与保障方（下称"保方"）产生前后，为协调和规范三者之间的关系，另一方也应运而生，我们将其称之为管理方（下称"管方"）。

管方的发展形态，可以分为非规范和规范两种：

一是非规范管方。比如，在部落型医疗保障中，管方为部落酋长或首领；在家庭型医疗保障中，管方往往为家长或族长；在集体型医疗保障中，管方为各行业行会组织。但这些医保类型的管方为非政府组织，其权力未以法律形式明确，管理手段比较缺乏，管理能力也比较薄弱。

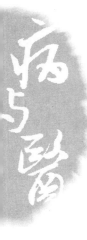

二是规范的管方。在社会型医疗保障中，根据法律规定，政府对医疗保障体系实施管理，依法调控需方、供方、保方之间的关系。比如强制需方参保即为一例。

六

医保模式从部落型发展到社会型，管方形态从非规范发展到规范，一路走了几千年乃至上万年。这是一段漫长曲折的历程，也是一段可圈可点的历程。有意思的是，仔细考察，不难发现在这一时而微风细雨、时而雷电交加的宏伟交响中，其实也悄然贯穿着一个主旋律。对此，也可简要概括为"**两项规律，四大趋势**"。

所谓"两项规律"，一是任何一种医疗保障模式都由"需方"、"供方"、"保方"和"管方"这四要素构成。一部医疗保障模式的发展史，其实就是这四要素的发育和互动史。这里可以借鉴结构主义强调共时性和整体性的思维方式来分析一下。在结构主义者看来，任何事物都是一个多要素构成的统一整体，虽表现形态流变不息，但其内在"母结构"则恒定不变；理解任何事物，不能只孤立地考察其中一项要素，而须着眼于整个系统及系统中各要素的互动发展。由此，不难发现，从最初的医疗保障模式——部落型医疗保障开始，由需方、供方、保方、管方这四要素共同构建的"母结构"即已初成，但当时四要素皆由部落承担，四位一体，功能模糊。在家庭型医疗保障阶段，需方、保方、管方皆为家庭，只是将供方分离开来。而且，供方渐趋细化，逐步将医院、医药、医械、医学独立了出来。在集体型医疗保障阶段，四要素各自分开的格局渐趋明朗。保方不再是家庭或局限于血亲关系，而是或分别由企业、行业、国家承担，或各自承担一定职责。管方也渐渐从保方、需方中独立出来，只是由于管方力量基于发展阶段和行政重点等原因显得微弱，保方发育也未成熟，导致保障结构失衡，局限性大。到了社会型医疗保障阶段，可以说需、供、保、管这四要素才真正发育清晰，特别是政府作为管方置于需、供、保三方之上，通过制定法律法规等途径，有效行使管理、调控之责，最终构建一个立方锥体结构。**二是医疗保障模式、水平总体上与经济社会发展水平相一致。**医疗保障模式和水平要以经济社会条件为基础，过于超前或滞后，都是一种不智之举。当医疗保障模式、水平滞后于经济社会发展水平时，劳动者因享受不到基本医疗服务，将导致"因病致贫"、"贫病交加"的局面。这一方面威胁社会安定，影响经济发展的外部环境，另一方面不利于对劳动力的保护，成为影响经济社会发展的内在因素。反之，当医疗保障模式、水平超前于经济社会发展水平时，由于医疗保障是以社会财富为后盾的，保障水平过高就会加大社会财富在医疗卫生方面的支出比例，占用过多的经济社会发展资金，进而影响经济社会发展，最终又反过来制约医疗保障水平的提高。所以正如俗话所讲："生产长一寸，福利长一分"，在制定医疗保障政策时必须瞻前顾后，把握分寸。

所谓"四大趋势"，**一是需方覆盖范围不断拓展。**家族型医疗保障只面对具有血缘关系的家庭成员，集体型医疗保障面对部分行业的从业人员，而社会型医疗保障则从覆盖部分职业人群开始逐渐扩展到大多数人群乃至全民。这样，有利于让更多的人从容应对疾病风险，平等融入社会生活，共享社会文明成果。**二是供方供给能力不断加强**。这与医学发展和生产力进步息息相关。特别是医院大规模出现，使得医疗供给的水平、标准和能力呈几何级提升。**三是保方保障能力不断提高**。这主要归功于生产力的提高和医疗保障"风险池"的不断扩大。家庭型医疗保障的"风险池"顶多容纳几十个人，集体型医疗保障的规模也不够大，使得保险的"大数法则"难以有效体现，抗风险能力不强。而社会型医疗保障"风险池"的规模动辄以百万、千万甚至上亿人来计量，这样，医疗风险自然能得到化解，保障水平也自然相对稳定。**四是管方调控职责不断强化**。在医疗保障模式发展过程中，政府这只"看得见"的手的作用不断得到加强。这一方面与经济社会发展对政府提供公共服务的要求越来越高有关，随着社会化大生产和现代化生活方式的推进，家庭和企业的医疗保障功能明显削弱，幼者需育、老者需养、病者需医、残者需抚等等，表明任何人都离不开国家和社会的援助。另一方面也源于政府对社会的管治能力日益提高。法国思想家福柯深刻指出，作为一种"制度"的建立，医疗保障制度"远远不是'医学进步'的过程，而首先是一个政府组织和管理社会技术不断提高、强化的过程。"[1]

---

① 韩毓海：《天下——江山走笔》第159页，中国海关出版社，2006年第1版。

七

到 19 世纪后半叶，西方国家工业化、城市化建设暴风骤雨般地急速向前推进，西方国家医疗保障制度迅速发展。经过分娩期的阵痛，1883 年社会型医疗保障在德国首次以法律形式建立起来，实现其惊心动魄的历史性一跃。

这一年，德国颁布了全世界第一个医疗保障法律《企业工人疾病保险法》，该法为占德国总人口 60%以上的 500 多万产业工人提供了医疗保障，规定费用由雇主承担 30%，雇员承担 70%，标志着由管方强力调控实现医疗保障的一种新制度的诞生。为了验证这个结论，在写作此文时，我先后询问了两位同事，一是会计司司长刘玉廷，二是社保司司长孙志筠。我问道："雇主负担的部分是否列入成本？如果列入成本，就等于国家要少得一部分所得税，也就等于国家负担了一部分医疗费用，是这样吗？"他们两位经过查证后很认真地告诉我："这样讲是对的。"另外，即使撇开成本问题不说，单就国家法律专门规定疾病保险事宜而言，也足以说明了管方由个人、团体向国家转变。保方是个人、企业、国家、经办机构的合成，这样，需、供、保、管四方第一次实现了真正的分离。

在德国摘走世界上第一个建立社会型医疗保障体系的国家的桂冠后，一些国家也在 1930 年以前建立了社会型医疗保障制度，这一阶段可以称为该制度的创建期。主要特点：一是主要在欧洲发达国家建立。比如挪威 1890 年实施疾病保险法；丹麦 1892 年

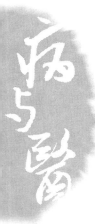

实施疾病保险法；意大利在 1898 年和 1910 年分别出台《老龄残疾保险法》和《生育保险法》；瑞典 1910 年出台了《疾病保险法》；英国 1911 年颁布《全民义务健康保险法案》；法国 1928 年在全国范围内实施《社会保险法》（包括疾病、生育、死亡、残疾、老龄等保险）；等等。二是保障对象是特定的群体。鉴于社会型医疗保障是工业化的产物，其覆盖人群也主要限于城市特定行业的工人及家属。比如，德国强制保险的覆盖范围主要是采矿业、冶金工厂、铁路、轮船公司、造船业和发电厂的工人。三是保障形式主要是强制保险。保险机构筹集并支付资金，各项保障措施大多分散不成体系。四是保障水平较低。主要目标在于补偿因疾病蒙受的直接利益损失。

为什么 19 世纪末 20 世纪初的 50 年间会成为社会型医疗保障制度建立期呢？为什么社会型医疗保障制度没有在英法等老牌资本主义国家却在后发国家德国率先建立呢？带着这个问题，我请教过英国的教授、德国的律师和世行的专家。要正确回答上述问题，首先应明确以下两点：第一，社会型医疗保障制度建立时间的选择并不是偶然的，而是带有一定的必然性。总体看，大部分国家建立社会型医疗保障制度时基本处于一个特定的阶段，即本国发展的黄金机遇期和矛盾凸显期。正因处于黄金机遇期，所以有建立社会型医疗保障制度的物质前提；也因为处于矛盾凸显期，所以有建立这一制度的迫切需要。第二，推动社会型医疗保障制度建立的历史要素不是单一的，而是复杂多面的。既有经济的，也有政治的；既有社会的，也有思想的；既有医学的，也有制度的。只有这些条件基本成熟了，才能催生出社会型医疗保障制度。下面，拟以德国为主，兼及其他欧洲国家，来分析一下社会型医疗保障制度建立的原因及背景。除人权观念、健康权理论及讲坛社会主义等思想影响外，具体而言：

1. **需方有吁求。**19世纪德国社会理论家阿道夫·瓦格纳曾经提出这样一个"逻辑"："在资本主义导致日益工业化和城市化的经济发展过程中，个人和社会对政府服务的需求将有绝对和相对的增长。"①这话也同样适用于医疗保障。一方面，工业化、城市化对医疗保障提出了新的更高的要求。在19世纪的机器化大生产环境里，工作条件十分恶劣，劳动强度不断加大，伤残病死事故频频发生。19世纪70年代普鲁士矿工的工伤死亡率为2.77‰，煤矿工人工伤死亡率为2.82‰。与此同时，快速推进的城市化导致城市居住环境恶化，也使工人健康受到严重损害。德国在1852年至1894年间，产业工人由199万增至613万，工业人口占总人口的比例从不到30%上升到了近70%。工人住在肮脏潮湿阴暗的贫民窟里，终日辛劳却不得温饱，体质脆弱，极易生病。另一方面，传统医疗保障模式功能逐渐弱化和丧失。家庭型医疗保障由于传统家庭关系日益瓦解和保障能力低下，作用相当有限。集体型医疗保障则因其非强制性等特征，无法克服逆向选择弱点，因此也无法成为普通人抵御疾病风险、获得医疗保障的主要形式。上述严重的社会问题引起广大工人的强烈不满。他们集体强烈要求政府采取措施，矫正工业主义的弊病，大力解决医疗保障问题，建立起比较安全和稳定的生活环境。

①约翰·F·沃克、哈罗德·G·瓦特：《美国大政府的兴起》第5页，重庆出版社，2001年版。

马克思曾敏锐地指出："一般说来，社会改革永远也不会以强者的软弱为前提，它们应当是而且也将是弱者的强大所引起的。"①马克思的这一天才论断在社会型医疗保障制度建立上得到了充分验证——欧洲社会型医疗保障制度建立，很大程度上是在需方——工人强烈呼吁和抗争形成巨大政治压力之下，各国统治阶级采取的一种妥协行为。19世纪中后期，随着资本主义经济危机爆发及社会矛盾日益尖锐，欧洲工人运动风起云涌，愈演愈烈。1889年英国伦敦码头工人罢工持续4周，1911年全国性矿工罢工持续6个月。法国工人1882年罢工182次，1893年为634次，1899年达771次。德国工人生活处境比同期英法两国工人还要差，工资低下，劳动强度大，劳资矛盾更显突出。1875年，德国社会民主党成立，领导德国工人阶级进行斗争，组织罢工，参加议会选举，影响日益扩大；1877年，社会民主党已建立起251个地方组织，党员近4万名，拥有56种报刊，订户60万，在大选中赢得占全体选民1/10的选票，在帝国议会的代表增至12人。面对工人对社会保障的强烈呼求和社会民主党的政治威胁，"铁血宰相"俾斯麦采取了"鞭子加蜜糖"政策，一手搞强力镇压，另一手则希望借小恩小惠松懈工人斗志，拉拢部分群众，瓦解工会运动。1881年，俾斯麦亲自起草了被誉为"社会保险大宪章"的《黄金诏书》，指出："医治社会弊病，不能依靠镇压社会民主党的过火行为，而同时却能够通过积极促进工人的福利来办到。"②他认为，"一个期

①《马克思恩格斯全集》（第四卷）第284页，人民出版社，1972年版。
②杨黔云、刘苏荣：《现代社会保障制度在欧洲兴起的原因》，载《云南师范大学学报》（哲学社会科学版），2003年第3期。

待养老金的人是最守本分的，也是最容易统治的"①，因此，社会保险是"一种消灭革命的投资"。正是在这样的政治背景下，1883 年德国制定颁布了《企业工人疾病保险法》，规定对工业工人和年收入低于 2000 马克的职员实行强制医疗保险，拉开了建立社会型医疗保障制度的序幕，使德国成为世界上社会保障立法的第一个国家。德国这一先例，促使欧洲有眼光的政治家逐渐认识到，为保障工人的心理安全感和稳定感，缓解社会矛盾，消除社会问题，必须着手建立社会型医疗保障制度，并纷纷派人前往德国取经。

2. 供方有可能。 19 世纪，医学不再是一种在宗教与哲学、炼金术与神秘主义、教条主义与理性主义之间徘徊的准科学，而是一种建立在经验和实验基础上的科学；西方医生也不再是上古时期的巫师、古代的祭司、中世纪的教士、15 世纪的占星术家和炼金家、17 世纪的放血者，或是 18 世纪推究哲理的学会会员，而是将自己的工作建立在经验和科学的基础上的科学家。再加上 19 世纪中期英国的南丁格尔创建了护理学，更使医院的医疗服务与生活服务结合起来而发展成一个护理体系，为广泛建立现代医院提供了充分条件。随着医学教育的兴起和大批职业医生的出现，随着流行病学的发展以及感染机理原理的揭晓，随着行之有效的种痘等预防免疫方法的普及，医疗卫生制度发生了革命性的变革，科学性、规范性和有效性大大增强。医学进步、医院发展和现代医

① 杨黔云，刘苏荣：《现代社会保障制度在欧洲兴起的原因》，载《云南师范大学学报》（哲学社会科学版），2003 年第 3 期。

学制度的建立使得大规模救治病人成为可能,进而也促使建立社会型医疗保障制度。

3．保方有条件。经济基础决定上层建筑,医疗保障模式最终取决于当时当地的经济发展水平。社会型医疗保障是人类社会发展到一定阶段、进入工业社会的产物。只有当较大比重的农民从土地上解放出来从事工业生产时,只有当他们的收入有1/3以上可以用在基本生活以外开支时,只有当企业不会因为给工人增交一部分保险费而过多影响其发展和竞争力时,只有当国家财政收入有1/3以上不必用于国家日常运转时,只有当金融市场得到较好发育时,包括社会型医疗保障在内的社会保险体系才可能真正建立并持续发展完善。

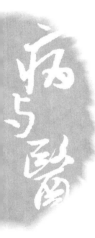

19世纪以来,德国等西方资本主义国家相继完成了产业革命,生产力空前提高,市场经济迅速发展,城市化进程加速推进。特别是到19世纪中后期,西方国家相继进入了第二次工业革命,国民经济出现了跨越式发展。以德国为例,1871年德意志帝国的统一,为资本主义迅速发展创造了条件,在不到30年的时间里,走完了英国用一百多年时间走过的道路。1850年至1900年,德国国民生产总值从105亿马克增至365亿马克,工业生产总值增加了近6倍,崛起为欧洲头号工业强国。德国与各主要资本主义国家经济实力的对比产生了显著的变化。1870年至1913年,各国工业生产占世界工业生产总额的比重,英国从30%下降到14%,法国从10%下降到6%,德国则从13%上升到16%,跃居欧洲之首。也就是说,19世纪末20世纪初,德国等西方资本主义国家已经拥有了大量物质财富,财政收入大幅增长,为建立社会型医疗保障制度奠定了坚实的经济基础。

4．管方有能力。社会型医疗保障制度是政府主导的，之所以能够顺利推行，一个重要原因就是19世纪末随着人口普查、户籍管理等制度的建立，欧洲政府机构行政能力得到迅速提升。这一点在德国表现得尤为突出。普鲁士行政官僚机构形成于17世纪普鲁士的崛起时期，由于连年战争、自上而下实现现代化的要求以及崇尚效率、严谨认真、一丝不苟的国民性格特点，使得德国政府管理机构具有较高的效率。另外，还要看到，德国在长期的发展壮大过程中，形成了一种特殊的民族精神，即"普鲁士精神"，撇开军国主义的恶性膨胀不说，它主张"开明专制"，要求政府要像"慈父般"关心子民的福祉，而群众应像尊重家长一样顺从政府的安排和指挥。在这种崇尚纪律和服从的思想影响下，正如一位英国学者观察的那样，德国政府的管治能力是很强的，其"政治家和慈善家总是努力……尽可能关注到生活和活动的一切方面。"[①]正是由于政府机构强大的管治能力，德国才得以率先自上而下地建立起社会型医疗保障制度。

西欧各国社会型医疗保障制度的建立顺应了经济社会发展的需要，在一定程度上也符合了普通民众的基本利益。1887年，德国社会保险费总额已达1亿马克，到1900年增长到5亿马克。法国用于社会支出的费用1913年已达到51.91亿法郎。这与医学的进步、环境的改善一起，使民众身体健康状况得到了巨大改善，平均寿命显著提高，为经济发展提供了大量劳动力资源。同时，社

① ［美］科佩尔·S·平森：《德国近现代史》上册，第327页，商务印书馆，1987年版。

会矛盾也得到较为明显的缓和。在德国，正如巴伐利亚社会民主党领袖福尔玛所说，社会保障措施"去掉了对帝国的最大咒骂，走出了向前迈进的第一步"①。

八

如果说19世纪末20世纪初的50年是社会型医疗保障制度的创建期，那么20世纪30年代到70年代的50年，则是社会型医疗保障制度的发展期。在这一阶段，社会型医疗保障制度的发展主要有以下特点：

一是建立的国家越来越多。国际社会普遍认识到，建立社会型医疗保障制度，不仅是维护政权统治和保证社会稳定的"安全网"，而且也有利于促进经济发展。建立社会型医疗保障制度成为了一种潮流，没有建立医疗保障制度的国家奋起直追。据统计，到1970年，实施社会型医疗保障制度的国家已增至72个②，各国政府卫生支出在医疗费用中所占比例逐步加大。

二是覆盖人群越来越广。社会型医疗保障的覆盖面一般是按照一定人群、职业、行业及地区有规律地逐步扩展的，最终覆盖大多数人口乃至全体国民。其发展大都遵循先易后难原则，从产业工人起步，扩展到城市正规就业人群（企业雇员、政府公务员、

①丁建定：《试论近代晚期西欧的社会保障制度》，载《史学月刊》1997年第4期。
②美国社会保障总署：《全球社会保障制度——1995》，华夏出版社，1997年版。

学校教师及其家属等），最后逐步扩及城市非正规就业人群和占人口比重越来越小的农业人口。到20世纪70年代，除美国之外（中篇还将专门论及），西方发达国家医疗保障已实现全民覆盖。发展中国家医疗保障覆盖面则参差不齐，比如同为南美洲国家，哥斯达黎加覆盖面达到80%以上，多米尼加共和国则不到10%。大多数发展中国家根据本国经济社会发展情况，正在努力扩展保障覆盖范围，推动医疗保障制度走向更宽覆盖。

三是施行模式越来越多。第二次世界大战以前，各国医疗保障模式大都采用类似德国的医疗保障模式。第二次世界大战后，情况出现较大变化，由于政治、经济和文化的差异，各国形成了不同的医疗保障制度模式，并从单一制度向多元制度发展。比如，1948年英国开始实施《国民卫生服务法》，把过去实施的医疗保险制度转变为国家免费医疗制度。随后，瑞典、丹麦、挪威等北欧国家也相继实行国家免费医疗制度，一直延续至今。

四是保障水平越来越高。大多数国家医疗保障的范围都是从最初的疾病津贴发展到不仅提供疾病津贴和疾病治疗，甚至将预防保健、康复护理、健康教育等也都纳入医疗保障的范围。我从捷克回国经法兰克福转机间隙，曾经专门邀请德国一位社会保险研究专家座谈。他告诉我，德国对日常生活不能自理、每天至少需要一次帮助、为期6周以上的居民，实施护理保障，其支出曾占社会救济总费用1/3以上。还有许多国家建成了"从摇篮到坟墓"的社会保障制度。医疗保障开支占整个社会保障和国民生产总值的比重明显提高。

在这50年间，社会型医疗保障制度之所以取得了长足的发展，主要基于以下几个原因：**一是世界经济的快速增长。**特别是第二次世界大战后一段较长时期的和平国际环境和第三次科技革命浪潮，为战后资本主义国家经济的快速增长注入了强劲动力。1950年至1970年的20年，是资本主义国家有史以来经济发展最为迅速的时期。联邦德国在阿登纳担任总理的14年间（1949～1963年），经济年均增长超过7%；日本50年代到70年代初，年均经济增长超过10%。经济的快速增长为世界各国社会型医疗保障制度的建立和完善提供了坚实的基础。当然，长期繁荣也带来了一种"经济将永远高速增长下去"的盲目乐观情绪，导致医疗保障标准定得偏高，埋下了经济增长减缓时入不敷出、难以为继的祸根。**二是健康权理念的广泛传播。**国际社会和越来越多的国家政府普遍认识到，健康权是人类的一项基本权利，应当依法得到保障。保障公民健康权，不仅是发展的需要，也是发展的目的；不应是一种消极的、被迫的做法，而应当是一种积极的、主动的行动。此外，1952年国际劳工组织制定了《社会保障最低标准公约》，对疾病津贴、医疗护理、工伤补偿等的最低标准作了规定。虽然该公约对各国不具有实质性约束力，但表明了社会保障制度已经被国际社会普遍接受，这有力地促进了医疗保障制度的蓬勃发展。**三是先发国家的制度示范。**社会型医疗保障制度在部分欧洲国家建立后，被其他后发国家广为效仿。一般说来，后发国家移植医疗保障制度，主要有三条路径。第一，原殖民地国家向宗主国学习。比如，巴西向葡萄牙学习、墨西哥向西班牙学习，分别于1923年和1943年建立社会型医疗保障制度；1948年英国创建国家卫生服务制度后，一些原英国殖民地如南非、澳大利亚、新西兰、印度、肯尼亚等国，受宗主国影响，也采用了类似的医疗保障制度模式。第二，原社会主义国家向前苏联学习。"十月革命"后前苏联建立全民公费医疗制度，波兰、古巴等国受其影响也相继建立该制度。在这一模式下，医疗服务机构全部变为国有，国家举办医疗卫生服务事业直接向全民提供免费医疗服务。第三，其他国家普遍效仿德国。比如，力求"脱亚入欧"的日本向德国取经，于1922年在亚洲率先建立社会型医疗保障制度。**四是政党制度的重大影响。**在社会主义国家，共产党作为执政党，在共产主义思想的指引下，必然采取政策措施，大力提高人民群众的医疗保障水平；在西方民主国家，任何政党和领导人想上台就必须依靠选民手中的选票。经过一段时期的运行，社会型医疗保障制度显示出对保障民众健康的积极作用，深得人心。任何一个政党想在本国政坛上有所作为，就必须适应选民要求，倾听选民呼声，努力扩展医疗保障覆盖面。而医疗保障制度的刚性特征也往往使大多数企图降低保障标准的政党在大选中落败。**五是东西"冷战"的反向促进。**东西方两大阵营为了显示本国制度的优越性，遏制对方势力，赢得国民支持，巩固本国政权，竞相发展医疗保障制度，提高保障水平。

九

20世纪80年代以来，西方资本主义国家的医疗保障制度从起初的运行良好，开始陷入收不抵支、入不敷出的窘境。许多国

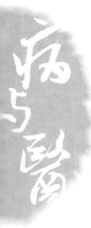

家政府被急剧"膨胀"的医疗保障支出压得喘不过气来。为何开始运行良好现在却不灵了呢？因为医疗保障制度所处的经济社会环境出现了新情况、新变化，两者之间不那么匹配了。具体说来：

一是经济增速放缓。20世纪70年代，石油价格大幅度上涨，资本主义国家爆发了战后最严重的经济危机，通货膨胀和失业带来了严重的社会问题。经济增长上不去，包括医疗保障制度在内的社会保障制度就"少米下锅"。

二是医疗费用增加。在卫生领域，一个非常明显的趋势是技术发展越来越呈现出成本密集型特征，技术进步——以新药物、新疗程、新设备的形式——对许多疾病的治疗方法产生了革命性变革，使得某种治疗的使用和费用同时上升。据统计，近年来美国医疗保险费用增长，有40%源于新的医疗技术的使用。另外，随着经济发展和健康理念广泛传播，人们对医疗服务的需求逐渐提高，也造成费用增加。

三是人口老龄化加剧。随着人均寿命的提高，人口老龄化逐渐成为很多国家一个突出的社会问题。据测算，老年人人均医疗费用支出是在职职工的3～5倍。而在发达国家，65～74岁的老年人口每增加1%，医疗支出就增加0.7%。

四是疾病谱系变化。随着经济增长和生活水平提高，人类的疾病谱系正在发生重大变化，一些慢性疾病如糖尿病、高血压等疾病的发病率大幅上升。众所周知，此类病是最耗时也是最费钱的。比如在美国，一个糖尿病人每年所花的医疗费用就达上万美元。

恰如《周易》所言，"穷则变，变则通，通则久。"世界上没有一个医疗保障模式是一劳永逸的，随着新情况、新挑战的不断出现，改革和调整势成必然。从上世纪80年代开始至今的30年间，为保证医疗保障体系的可持续发展，世界上大多数国家都对自身医疗保障制度进行了一系列"手术"，社会型医疗保障制度进入了改革期。对于这段改革期的特点，我们将在中篇详加讨论，这里只强调最主要的一点内容，即政府在逐渐收缩作用范围。由于医疗保障支出太高，大多数国家政府都想方设法"往回撤"，降低保障标准，压缩医疗保障服务包。比如，2006年荷兰实施了新的社会保险福利体制，政府对医疗市场的干预减少，病人、医疗机构、保险公司等相关者承担更大的责任。德国社会保障研究专家也告诉我，以前德国医疗保障发展总趋势是政府介入不断加深，而近些年的趋势则是政府不断后撤。英国也不断增加个人自负项目或比例，尽可能减少政府一些不必要的支出和参与。日本在1997年医疗保险制度改革中，提高了个人负担医疗费用的比例，私人和公共部门雇员的医疗费用负担比例从10%提高到20%。

这场改革还将持续多久？我想，可能还得20年，也许需要更长时间，乃至无休无止；大概，这正是人们一谈医改就色变的主要原因吧？或许，这也正是医疗保障制度能够始终保持生机与活力、波浪式向前发展的主要原因吧？试想，不正是因为有了医疗保障制度的支撑及其自身的调整、改革和完善，人类在病与医这场斗争中才能不断掌握主动，才能在美丽的医药女神引导下浩浩荡荡、永不止息地沿着健康、和谐、幸福的道路向前迈进吗？！

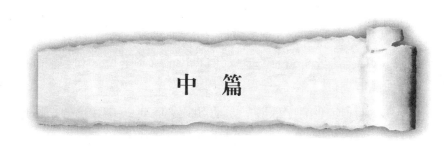

中 篇

一

中国有句古话："江南为橘，江北为枳"；民间还有这样的传说："龙生九子，各有不同。"它们均表达了这样一个思想，即本质属性原本相同的事物，如果所处环境和发展动力不同，可能衍生出不一样的发展路径和表现形态。出访捷克期间，有件事给我留下了深刻印象。在考察捷克温泉城卡罗维发利当地社区医院后，我们放弃预留的逛街时间，想抽空泡个温泉驱除疲倦。但没有想到住的宾馆只有少数几个浴缸可以泡温泉，而且还须预约，只好作罢。有同事抱怨：捷克人真死心眼，为什么不搞个大池同浴呢？我想当然地猜测解释说：大池子太大众化了，人家可能要高雅一些。然而，没等我们逛完街就发现自己错了。原来卡罗维发利的温泉主要不是用来洗的，而是用来喝的。喝它，可以治疗肠胃病。这使我悟出了一个道理：很多想当然或简单推测出的事情，其实很可能不是那么回事。可见，做任何事情都必须扩大视野，纵横比较，深究根源。不考察、不研究、不比较，往往就难以真正了解各种事情存在的背后根源，就容易以偏概全，难以得出正确的结论。

反观社会型医疗保障，亦是如此。19世纪末，社会型医疗保障在德国实现其惊险的一跃。其后经过百余年发展，由于受到不同的政治、经济、文化等因素影响，各国医疗保障的实现模式均呈现出各自的特点，可谓既同中有异，又异中有同。这正如美国社会学家威廉·科克汉姆所说："一个国家的历史经验、文化、经济、政治理念、社会组织、教育水平、生活水准和对于福利与国家作用的态度决定了这个国家提供卫生保健的方法。"[①]国际上对社会型医疗保障的分类方法不一。比如，有的从需方覆盖范围切入，将其分为全民医疗保障型和部分人群医疗保障型；有的从供方提供方式切入，将其分为公立医院主导型、私立医院主导型以及公立私立医院兼济型；有的从保方保障方式切入，将其分为国家福利型、社会保险型和商业保险型；有的从管方政治理念出发，将其分为保守主义主导下的英国医疗保障模式、社会民主主义主导下的欧洲大陆国家医疗保障模式、自由主义主导下的美国医疗保障模式；等等。可谓林林总总，各有千秋。

如果仔细研究上述分类方法，不难发现，事实上切分的刀子只有一把，即政府介入程度的深浅、承担责任的轻重以及发挥作用的大小。比如，从筹资渠道看，如果依靠市场筹集医疗保障资金，则政府承担的责任一般比较轻；如果依靠税收进行筹资，则政

① [美]威廉·科克汉姆：《医学社会学》第269页，华夏出版社，2000年第1版。

府承担的责任就要重得多；如果通过立法强制雇主和雇员缴纳医疗保险费用，则政府承担的责任居于两者之间。从保障效果看，如果政府发挥主导作用，公平性一般强一些；如果市场发挥主导作用，则效率更胜一筹。为便于分析，我倒觉得，基于政府介入程度的不同，不妨直接将社会型医疗保障模式分为政府包揽型、政府主导型和政府补缺型三大类。需要强调的是：一是在实行社会型医疗保障的国家中，都是多种制度并存而非纯粹和单一的，但其中某项制度占有支配性地位。二是如此分类旨在方便分析，具体到每个国家则未必强求与某种模式完全对应。

1．**政府包揽型医疗保障**。这是一种医疗保障由政府包揽、直接举办的模式。实行这一模式的国家，需方、供方、保方、管方四位一体，其职责基本都由政府承担。需方为全体公民，履行纳税义务，免费就医。供方和保方所需资金主要由政府通过税费征收筹集或预算直接安排，政府举办公立医疗机构，向全民提供免费或近乎免费的卫生医疗服务；也有部分卫生医疗服务通过签订合同，由政府向私人卫生医疗机构购买，目的在于确保人人公平享有卫生医疗服务。政府作为管方出面对整个医疗体系进行直接干预和全面管理。

2．**政府主导型医疗保障**。这种医疗保障是政府主导、社会举办的模式。实行这一模式的国家，一是需方大部分为根据法律规定、按收入一定比例向法定保障机构缴纳社会医疗保险税（费）的人群，有雇员的雇主也要为其缴纳部分或大部分的医疗保险税（费）。需方享受的医疗保障服务基本处于同一水平，与其缴纳费用多寡不一定有固定关联。我在韩国参加中日韩三国会计准则研讨会期间，了解到韩国农民缴纳的医保费与财产和收入挂钩，高低间相差有百倍之巨，而其享受的保障服务则基本处于同一水平。开始时我十分纳闷，认为这似乎是不可能的事，但仔细研究，才知道由于他们的制度创建于军人执政时期，由税务局入户核定财产及收入就不算什么难事了。显然，这种办法是一般国家想学也学不来的。二是供方既有政府举办的公立医疗机构，也有私人举办的私立医疗机构。三是保方大部分为承办医疗保障的法定机构，通过向公立或私立医疗机构购买服务，为参保人员提供相对公平的医疗保障。经办机构一般属于社会自治性非营利机构。四是管方即政府通过立法，强制雇主和雇员或社会成员参保，缴纳一定的社会医疗保险税（费），并通过对无力缴纳保险费的弱势人群提供补贴等方式，推动社会医疗保险实现更大范围的覆盖。

3．政府补缺型医疗保障。这是一种医疗保障由市场主导、政府补缺的模式。实行这一模式的国家，一是需方大部分为购买商业医疗保险的人群，他们与保险公司缔结契约关系，享受与其缴费多寡相挂钩的医疗保障服务。二是供方大部分为私人医生或私立医疗机构。三是保方大部分是以营利为目的的商业保险公司，它们将医疗保障服务作为商品提供给社会，由雇主为雇员购买或私人自愿购买，并负责向符合赔付条件的患者提供就医经济补偿或直接向医疗机构购买服务。政府只为无力购买商业保险的穷人、老人、孩子等特殊人群提供医疗保障。四是管方主要通过立法规范保险市场和医疗服务市场行为，保护投保人和保险人的利益，为商业保险机构提供必要的税收优惠，但一般不承担商业医疗保险的经济责任，也不直接干预其经营行为。

　　需要指出的是，有些论者把新加坡的个人账户制度视为一种社会型医疗保障制度。我认为，个人账户制度是一种个人或家庭的医疗资金的纵向积累，除在家庭成员之间可以相互调剂使用外，不能在社会成员之间互济使用，所以不能被纳入社会型医疗保障模式的范畴。"该制度模式是一种强迫式的定期储蓄，按照传统的观点，它不是社会保障计划，它与提供替代工资的社会保险的定期付款不同。一笔储备基金津贴的构成，一部分是最终奖金，一部分是延缓支付的工资，与年龄或就业终止时的环境没什么关系，在被保工人团体之间不共担风险。"①因此，本篇拟不专门对此进行分析。

二

　　2007年2月底，在为修改本文中篇焦头烂额时，我应邀参加国际会计准则委员会咨询委员会议到了英国伦敦，得以借周末休息时间约请专家见缝插针搞点"副业"——考察英国医疗保障体系发展情况。英国不仅是政府包揽型医疗保障模式的典型代表，而且是这一模式的重要"出口国"，瑞典、加拿大、西班牙等西方福利国家，医疗保障模式都是从英国"进口"的。

　　初春的伦敦杨柳初披新绿，而牛津大学的桃花却已绽放，仿

----

① 乌日图：《医疗保障制度国际比较》第165页，化学工业出版社，2003年第1版。

佛这座世界名校连春色都要领先一步。窗外是林立的哥特式尖顶，像一个个指向天空的追问。细雨蒙蒙，花儿清香，这与灰重雨少的北京相比，让人颇感快意。我的约谈对象是牛津大学从事国际医疗保障模式研究的专家苏·多普森教授，她告诉我，牛津是贝弗里奇计划的发祥地。大约 60 年前，第二次世界大战炮火刚一停息，时任英国首相的工党领袖艾德礼就骄傲地向全世界宣布：英国是世界上第一个建成了从"摇篮到坟墓"的福利国家。其中，《国家卫生服务法》1948 年在全国实施，标志着英国医疗保障制度实现了历史性的重大变革，不仅成为英国历史上一项重大事件，而且在国际上引起了强烈反响。美国研究者林赛称之为"20 世纪最大的成就之一"。但是，多普森教授叹着气告诉我：这项当年带给英国巨大荣誉的制度，今天却成为一个进退维谷的两难选择；其未来走向是当前英国人最热门的话题之一，也将是未来几十年英国政府面临的最重大的政治问题之一。

英国国家卫生服务制度的主要特点是什么呢？出国前，我先查阅了一些资料，与多普森教授交谈后我回国又作了进一步的研究。得出的结论是：它是把需、供、保、管四方高度压缩成一极的制度体系。从需方看，涵盖全体公民，雇主和雇员都要缴纳社保税（穷人可得国家豁免），人人享受免费医疗服务。也就是说，无论是亿万富翁还是身无分文的流浪者，只要英国公民需要医疗服务，都能免费得到。在英国我听到这样一则故事：一个外国人知道英国政府在医疗方面大包大揽，便钻其政策的空子，将重病急需治疗而又无钱治疗的亲人，从国内专程送到伦敦机场，而后自己逃之夭夭，把亲人的医疗及费用问题留给了英国。

从供方看，几乎所有的医疗服务机构都由政府举办。《国家卫生服务法》规定，一是对全英医院进行国有化改革，联邦政府接管所有的医院，除教学医院直接由国家卫生部管理外，其他地区性医院由政府组建的医院管理委员会实施管理。医院医生和管理人员全部改制为国家公务员，按规定领取工资。二是医疗服务体系由初级服务、社区服务和专科服务三个部分组成。其中，初级服务和社区服务由全科医生和护士负责，专科服务由公立医院提供。公立医院是国家医疗服务机构中最重要的组成部分。患者到医院就诊，必须经过全科医生转诊，全科医生成为这一制度的"守门员"。三是地方政府的卫生当局负责健康中心和救护的管理，同时承担公共卫生、学校卫生、产妇服务以及防疫等职能。从保方看，所有的医疗保障一律由政府免费提供，所需费用由国家征收的社保税和其他税收予以保障。从管方看，政府立法对整个医疗保障体系的方方面面都作了详细规定，进行全方位干预和直接管理。

表面看，英国国家卫生服务制度的建立似乎是一纸令行、一蹴而就，但事实上它绝非一时心血来潮突发奇想之作。20世纪上半叶，英国实行的医疗保障模式与德国相类似。那么，英国为什么会在第二次世界大战后突变为政府包揽型医疗保障模式并在此后长期施行呢？它的原因是什么，背景是什么呢？正如德国率先建立社会型医疗保障制度有其必然性，英国的政府包揽型医疗保障模式也是"在特定政治背景、特定经济条件、特定国民心理、特定管制基础"的一个必然选择。

1．**特定政治背景：争夺民心之战**。一方面，为了展示战后全新的社会生活蓝图，鼓舞军民士气，战胜穷凶极恶的法西斯德国。1941年丘吉尔政府委托自由党人牛津大学教授贝弗里奇负责对战后的社会保险计划提出具体建议和改革方案。贝弗里奇向政府提交了一份长达20万字的《社会保险与相关服务报告书》，建议英国社会政策以消灭贫穷、疾病、愚昧、肮脏和懒散五种社会弊病为目标，建立由政府包揽的全国性统一卫生服务体系，从而为国家卫生服务制度的建立奠定了基础。在制度设计上保障力度不仅要超过德国，由国家财政保障，而且覆盖面也要超过德国。德国当时的医疗保障覆盖面大约为60%，英国则要一步实现全民覆盖。另一方面，第二次世界大战后，前苏联政府的管理模式在西方民众心中享有很高声望，其工业五年发展计划、"计划和控制经济"以及全民免费医疗制度（也属典型的政府包揽型医疗保障，医疗支出列入预算，人们不交医疗税费），都被视为沙漠中的一片绿洲。为了遏止前苏联势力东扩，服务"冷战"战略，巩固资产阶级政权，英国及其他一些资本主义国家纷纷建立政府包揽型医疗保障制度，即在医疗保障方面无论如何不让苏联人走在前面。

2. **特定经济条件：战后经济繁荣。**这一方面是得益于美国经济援助。美国"马歇尔计划"的实施为英国建设福利国家制度提供了必要的物质基础。"1945年9月在华盛顿开始的援助谈判中，有美国贷给英国的37.5亿美元……还有从加拿大借的12.5亿美元。"[①]这对英国政府战后筹措

①[英]W·N·梅德利科特：《英国现代史（1914～1964）》第511页，商务印书馆，1990年版。

国家卫生服务制度的资金，发挥了至关重要的作用。另一方面，工业国有化和各种财税政策支持也十分重要。1945—1951年间，英国政府将20％的工业国有化，掌握了国有企业的利润，直接控制国民经济命脉。在此期间，英国政府大幅提高了国民工资收入。由于英国基本上没有了典型的农民，几乎人人都有工资收入且不断增加，所以，工党政府有条件对国民薪金收入开征社会保障税，以使国家卫生服务制度的建立和实施具有雄厚的物质基础。另外，战后很长一段时期和平发展的国际环境和科技进步浪潮，也为包括英国在内的资本主义国家经济快速增长注入了强劲的动力，国民收入持续不断增加，进而为英国国家卫生服务制度长期成功运行提供了源头活水。

3．特定国民心理：人心望安思定。第二次世界大战结束，就像一个马拉松运动员终于跑到终点，英国国民普遍存在一种安居乐业、共创新生活的渴望，希望战争结束就意味着新世界、新纪元的开启，期盼一个停止阶级纷争、走向公平幸福的新不列颠从此诞生。一种要求摆脱疾病困苦、孤立无依，通过国家保障提高生活水平的心理成为压倒一切的潮流。人们不再满足于战前的社会救助措施，呼吁政府采取最直接、最有效的经济社会政策，提高人民生活水平，保障基本医疗服务。再加上战后西欧盛行一时的社会民主主义政治思潮和建立福利国家的理论，也为英国工党缔造国家卫生服务制度提供了指导思想。社会民主主义主张通过加强国家对社会经济生活的管理和监督，扩大社会福利，进而消灭资本主义社会贫富悬殊现象，建设一个公平合理、美好和平的世界。

4．特定管治基础：政府能力增强。一方面，战争极大扩展了政府的经济社会职能，形成了非常强的管治能力。我到英国开会时，英国特许会计师学会（ACCA）的一位会计同行给我讲了一件在我看来根本不可能、可英国政府却一丝不苟坚持做了400多年的事情。400多年前，一场大火烧掉了大半伦敦城。为了让人们记住这个教训，400年来，每周一的上午10点，伦敦市都要分区定片举行消防演练。演练区域所有人员，一听到警报声，就会马上自觉放下手头所有事情，想法自救、救人或抢救保护最重要的资财。每一家庭、单位、机关，各人有各人的分工，各尽其责，井井有条，令人肃然起敬。特别是英国政府战时为收治伤残兵员成立的紧急医院服务组织，接管了卫生服务设施，统一分配医疗服务资源，为实施国家卫生服务制度奠定了坚实的组织基础。另一方面，英国民主政治和政党政治也对政府包揽型医疗保障制度的运行起到了推波助澜乃至保驾护航的作用。在民主政治框架下，任何政党和领导人想上台就必须依靠选民手中的选票。由于福利国家制度深得人心，任何一个政党想在英国政坛上有所作为，就必须倾听选民呼声，满足选民要求。多普森教授告诉我："目前国家卫生服务制度与英国大选是直接联系在一起的，因此英国政府有时为了赢得大选，就顾不上真正去解决国家卫生服务制度中存在的一些问题。"

三

应当说，英国国家卫生服务制度建立以后，受到了社会各界的普遍拥护，95%以上的公民和医务界人士加入了这一新体制。新体制彻底破除了患者与医院、医生之间的经济障碍，人们再也不必因经济原因在疾病面前一筹莫展了。最主要的成效体现在以下两方面：**一是保障了国民健康，大大提高了社会健康水平，进而迅速促进了人力资源发展。**1948年国家卫生服务制度建立之初，英国新生儿死亡率为34‰，出生时的预期寿命为男66岁，女71岁。国家卫生服务制度实行51年后，新生儿死亡率降低到7.6‰，出生时的预期寿命提至男74.7岁，女79.7岁。此外，各类疾病死亡率也比40年代末有了大幅下降。1957年哈罗德·威尔逊首相就曾赞叹："我们大多数人民的日子从来没有这么好过！"[①]**二是促进了劳资关系和阶级矛盾的缓和。**英国国会议员弗兰克·菲尔德在《不平等的英国》一书中指出："国民财富有所增长，尽管多年的不平等依然存在，但是穷人的境遇有所改善，事情办得更加公平、更有人情味了。"[②]以国家卫生服务制度为代表的社会福利制度换回了阶级之间的"妥协气氛"，"二战"以来，英国工人罢工行动明显减少。国家卫生服务制度上述优点，被英国视为国家荣誉的象征，也曾一度被西方各国推崇备

①彭润金、张桂琳：《七国社会保障制度研究》第36页，中国政法大学出版社。
②彭润金、张桂琳：《七国社会保障制度研究》第36页，中国政法大学出版社。

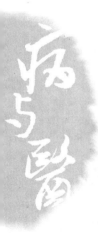

至、广为效仿。

但也要看到，"免费的午餐"并非那么好吃。政府包揽型医疗保障模式在英国实行一段时间后，其弊端开始滋生蔓延，甚至被视为"英国病"的集中体现、"经济衰退的罪魁祸首"，连英国首相布莱尔自己都断言，英国的福利国家模式已经成为"死胡同"。其医疗保障方面的具体问题表现在：

1. **医疗服务效率低**。英国医院医疗设施老化，实验室、手术室缺乏。据统计，目前英国50%的医院仍为"一战"前建立的，长期缺乏应有的改造和更新。再加上干多干少一个样，缺乏利益驱动机制，外科医生普遍不愿多做手术，全科医生则常以预约已满为由拖延或将患者不负责任地转到上一级医院。我听中国驻英大使馆介绍，伦敦看病排长队几十年如一日。急诊等候时间平均为2小时，常规门诊预约为2～6个月，而住院手术要等半年以上。最为夸张的是，有媒体报道，一位女士终于接到了扁桃体手术的通知，而她预约的时间竟在20年前！为了缓解病人等候手术时间过长的问题，英国政府不得不考虑将医疗预算调高10亿英镑，制定一个短期的应急措施，为候诊超过半年的病人，提供转向私立医院或外国医院进行手术的费用。发生在我朋友圈里一个活生生的例子是，一位移民英国的同学发现自己胸腔里长了良性肿瘤，急于做手术拿掉，可大夫却告知他两年后才能做上手术，无奈之下只好回国治疗。

2. **财政经济压力大**。上世纪70年代以来，由于经济增长减缓、人口老龄化等因素加剧，英国政府在医疗领域的财政支出压力越来越大。2003年，卫生支出占GDP的7.3%左右，2008年预计可能要占到9.4%。"过多过高的福利不利于效率的提高",因为政府医疗支出的大幅增长,依赖于建立在税收基础上的财政支出不断扩大,而高税收必然影响企业投资者的当期收益,挫伤投资者进一步投资的积极性,最终导致国际竞争力下降;再加上国家财政支出主要用于医疗保障等福利支出,造成基础设施建设等投入相对不足,影响资源积累,损害了经济长远发展的基础。

　　之所以出现上述问题,究其根源,与政府包揽型医疗保障模式中政府包揽过多、不堪重负密切相关。医疗保障本来是一种准公共产品,如果按纯公共产品来处置,自然会出问题。一是需方既然可以无偿使用医疗卫生服务,便会不可避免地出现公众大量"搭便车"、滥用医疗资源、"小病大养、无病取药"、不注意自身健康的现象。二是供方只有政府一家,导致效率低下。英国医院由国家举办,医护人员工资由国家发放,这一方面使医院获取资源的渠道单一,收入来源不足;另一方面,医护人员吃大锅饭,缺乏竞争,工作积极性低。三是保方责任全由政府承担,政府部门和工作人员,既然不能从降低费用中获得利益,自然也就缺乏通过自身努力去降低费用的积极性了。因此,费用只涨不下,给财政造成了愈来愈大的压力。四是管方调控捉襟见肘,只能局限于对需求膨胀进行约束,对医疗服务低效率束手无策。而且,多普森教授还告诉我,英国医疗机构普遍抱怨政府干预过多和过于直接,特别是受选举因素影响,调控计划朝令夕改,令人无所适从。

　　事实上,这几年英国政府也渐渐扛不住了,多普森教授告诉我:政府已在医疗保障问题上作了一些改革,如除老人和儿童外，门诊看病后拿药已改成收费了，牙科的治疗费用已纳入自费行列之中，等等。而且，政府还一直在研究如何进一步向后撤的措施。

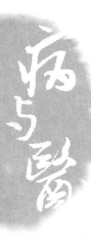

四

与政府包揽型医疗保障模式形成鲜明对比的是政府补缺型医疗保障模式。前者政府介入程度最深，大包大揽；后者政府介入程度较浅，主要交由市场运作。美国是政府补缺型医疗保障模式的典型代表。为详细了解美国医疗保障模式的特点，2007年4月，我们专程去美国考察调研。

经过一系列的座谈和考察，我们发现，美国政府补缺型医疗保障模式的确具有自身显著特点：一是从需方看，主要分成三大部分：第一部分在职劳动者约1.6亿人参加了商业医疗保险，缴费主体为个人或法人，许多大型企业主把为其雇员及家属购买商业医疗保险作为企业一项福利和留住人才、提高竞争力的一项措施；第二部分65岁以上的老人、21岁以下的儿童学生、贫困的怀孕妇女、残疾人等1亿多人由政府提供医疗保障；第三部分还有4000多万人没有任何医疗保险，这些人包括小公司职员、大公司临时工、失业者以及部分高收入者。听到这些介绍，我笑着对纽约市医疗照顾和医疗救助中心叶主任说：美国政府看来是被商业保险公司"调控"了，它们把所有身强力壮的优质客户都拿走了，剩下老弱病残的高风险人员则由政府全部兜底。叶主任幽默地做了个耸肩摊手的姿势表示无奈。白宫预算办公室一位副主任则点头对我说：您讲得对极了。二是从供方看，医疗服务主要由私人机构提供。美国医疗服务体系主要由私人医生和医院两部分构成。私人医生向患者提供初级保健或专科服务。如果病人需要住院治疗或大型设备诊断，则由执业医生推荐给医院。医院是美国医疗服务体系的核心，以私立非营利性为主体，私立营利性医院也有一定规模。截至 2006 年，美国共有 5736 家医院，其中公立医院、私立非营利性医院和私立营利性医院分别占 23.2%、51.4% 和 25.1%。三是从保方看，主要是商业保险机构和政府医疗保障计划。商业保险机构主要分为两大类：一类是非营利保险公司，主要是由医生和医院联合会发起成立的，目的在于为投保者提供门诊和住院医疗服务，比如著名的蓝盾计划和蓝十字计划。另一类是营利性保险公司，主要是为个人或团体提供住院医疗保险，重点承担费用较高的医疗项目。商业医疗保险产品形式多样，一般可分为基本住院费用险、基本外科费用险、基本医疗服务费用险、主要医疗费用险和综合医疗险等，不同的险种有不同的待遇标准。政府医疗保障计划也开始委托商业保险机构运作。四是从管方看，主要通过制定法律来规范医疗保障市场行为，直接介入很少。商业医疗保险依靠市场机制运作，人们可以自行选择是否参加商业保险以及参加哪家保险公司的哪种保险。

作为综合国力排名世界第一的超级大国，美国没有建立全民强制性的医疗保险计划，也没有对商业保险进行补贴，这种做法显然不符合所谓"工业主义的逻辑"。那么，这是为什么呢？带着这个问题，我同世界银行的多位专家进行了探讨，也请教了美国财政部、卫生部的一些官员，得出的结论是：美国医疗保障制度是沿着自身"逻辑"发展的，是崇尚个人奋斗的文化传统、自由主义的政治理念、两党政治、利益集团等因素共同影响及作用的结果。

1．**文化基础：崇尚个人奋斗的国民性格。**美国是一个移民国家。早期移民是为了逃避欧洲封建制度与宗教迫害，于15至17世纪相继抵达美洲大陆的。这些早期拓荒者身上流淌着个人奋斗的血液，他们大多数是卡尔文教徒，崇尚克勤克俭，厌恶懒惰，认为"有能力工作却靠乞讨为生的行径不仅犯下了懒惰罪，而且亵渎了使徒们所言的博爱义务"。同时，这片新大陆是等待开垦的处女地，给移民带来了无穷的致富机会。一般而言，只要你肯勤奋工作，就能脱离贫困。因此，美国社会从一开始就形成了这样一种文化传统：提倡个人奋斗，反对政府过多干预。在这样的文化背景下，美国更多地将医疗保障问题看成是个人或雇主的责任，而非由政府大包大揽的事情。

2．**理论基础：经济自由主义思想。**美国经济自由主义思想根深蒂固。无论是20世纪50年代美国流行的货币主义还是70年代的理性预期和供给学派，都反对政府过多干预，主张市场调节。诺齐克在《无政府、国家、乌托邦》一书中指出："如果落实其平等要求，就需要国家出面调节，在经济收入方面实行再分配，这就会损害自由主义传统最为珍视的个人自由和权利。"在医疗保障方面，体现为主张运用市场配置资源，推动医疗保障和服务的多元化和私营化。在经济自由主义思想影响下，即使是美国政府负责筹资的医疗照顾和医疗救助计划，其具体实施也正在

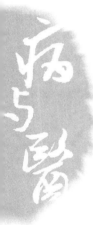

越来越多地交给商业保险公司按照市场法则去做的。

3. **政治基础：三权分立的政治架构。** 有论者指出，在政治架构方面，美国同欧洲最大区别在于，美国是"功能融合，权力分割"，而欧洲是"功能分化，权力集中"。美国三权分立的政治架构，看似不同力量相互制衡，实则常为多种意见难以统一。纵观美国医疗保障发展史，始终围绕不同党派在公平与效率、经济自由和国家干预两者之间的关系问题上进行博弈和调整。民主党和共和党轮流"坐庄"，不同执政理念使得医疗保障政策摇摆不定。1935年以来，有关建立社会医疗保险的议题屡次提出，最终都因各种阻力而搁置。再加上各种利益集团相互角力，使政策分歧更为严重。1993年，克林顿提出旨在解决缺失医疗保障人群的"医疗保障法案"，事隔一年就宣告失败。可以说，美国三权分立的制度架构和利益集团角力的政治文化降低了医疗保障领域大规模政策变革的可能性。正因为有了这次美国之行，我对美国利益集团对美国政治和政策的左右，有了更深切、更直观的了解，几次不禁脱口说道："原来如此，原来如此。"

4. **历史原因：走一步改一步的建制路径。** 1935年美国制定《社会保障法》过程中，对建立医疗保障制度问题，受到了美国医学会等利益集团的抵制。罗斯福总统担心累及整个法案的通过，事到临头决定删除其中有关医疗保障的内容，确保经济大萧条背景下更显紧迫的失业和养老保险法案获得通过。但医疗保障毕竟是老百姓必需的，美国卫生部一位副部长告诉我：第二次世界大战期间，美国实行战时工资冻结，企业为了激发员工工作积极性，纷纷向他们提供商业医疗保险以替代增薪。这样，就形成了有工作的人有医疗保险、没工作的人没医疗保险的状况。直到1965年，为增强医疗保障的公平性和可及性，美国政府才分别出台了医疗照顾和医疗救助计划，由政府向老年人、残疾人和穷人提供医疗保障。美国之所以出现由商业医疗保险拿走优质客户而政府花大价钱收拾残局的问题，很大程度源于一开始就缺乏整体设计，零敲碎打、走一步改一步，始终被商业保险公司和医学会"牵着鼻子走"。

五

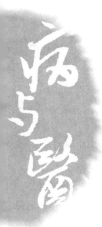

不可否认，美国政府补缺型医疗保障模式是高效率的。一是保险选择自由度比较大。商业医疗保险产品丰富多样，各种医疗保险产品层次多，保险者可以根据自己实际需要选择适当的险种和治疗手段。二是有利于促进医疗技术进步。由于美国医疗保障的市场化特征，高科技的医疗技术需求量大，竞争激烈，有力促进了医院发展和医疗手段进步。美国是世界上医疗技术最先进的国家。据统计，美国在生物制药上的研发投入和利润占世界的3/4，美国生命科学、药品和医疗器材设备研发领域在全球处于领先地位。从1990年到2004年，美国占有世界药品市场的份额从31.2%上升到47%。2001年到2005年，世界新药市场的66%来自美国。在美国，只要你投了保险，就能得到最及时、最有效的医疗服务。三是医疗服务效率高。在美国医院，几乎见不到像英国那样排队候诊的现象。

然而，美国的医疗保障模式也存在不少缺陷。观察家罗德文曾经指出："在加拿大或西欧，没有人——不仅仅是激烈的评论家——希望效仿美国的卫生保健组织和筹资体系，甚至不屑与之进行比较。"①多普森教授也提到："现在美国医疗保障体制处于一个很危险的境地，也许它就是一个失败的例子。一方面它钱花得太多，另一方面效果也不见得好。"即使美国人自己对这种保障模式也颇有微辞，形容它是"破碎的"、"病态的"、"浪费的"甚至是"丑陋的"。赴美考察期间，曾与哥伦比亚大学社工学院塔卡曼教授进行过一次座谈。当谈到美国医疗保障体系时，教授大摇其头，连声说道"一塌糊涂，一塌糊涂！"据统计，20世纪90年代初，60%的美国人认为美国的医疗保障制度需要作根本性的改变；29%的人相信这个制度需要重建。那么，为何美国政府补缺型医疗保障模式会得到如此糟糕的名声呢？

1. **费用过高。**2006年，美国的卫生支出达到17137亿美元，约占全球卫生总费用的40%，比2001年增长20%；人均卫生支出5711美元，比2001年的4986美元增长14.5%，比经济合作与发展组织（OECD）28个成员国的平均数高出1倍多。同年，美国卫生支出占GDP的比例为15.2%，比2001年高1.1个百分点，居世界第一。据了解，美国卫生支出2007年将占到GDP的16%，比OECD国家的平均值高近6个百分点。到2010年，美国卫生支出占GDP的比重将达17.2%。据报道，在美国做一次阑尾手术需要花上2万美元，住院费一天得花1500美元，比高级旅

① [美]威廉·科克汉姆：《医学社会学》第270页，华夏出版社，2000年第1版。

店要贵几倍，是法国的 3 倍。这不仅使一般的美国人难以忍受，而且因医疗费上涨致使保险费不断增加，让不少美国企业也难以承受。如底特律三大汽车公司这几年的竞争力有所下降，其重要原因就是为职工购买医疗保险的费用支出越来越大。美国白宫预算办公室副主任告诉我，美国联邦政府 2004 年光花在医疗照顾和医疗救助计划上的钱就占总支出的18％，与其庞大的军费开支处在同一水平线上。这很可能对美国经济和社会的可持续发展产生不利影响。

2．**公平性差**。美国是发达国家中唯一没有实现全民医保的国家，占总人口14.5％左右的约4300万人没有任何医疗保险。美国疾病控制和预防中心（CDC）公布的最新数据显示：1717 万美国人没钱就医，占美国人口的 5.8％，比 1998 年的 4.2％上升了1.6 个百分点。这部分人是家庭收入达不到贫困标准而又没钱看病的人。[①]因此，在美国，土著居民、低收入人口和部分外国移民是最易患病也是最应获得医疗保障的群体，却难以享受到医疗卫生服务。另外，由于美国商业医疗保险的缴费率不与工资挂钩，因此不包含收入再分配的因素，不能起到"调剂贫富"的作用。

3．**绩效偏低**。美国花在医疗上的钱可谓全球之冠，但美国人却没有因此更加健康。2000年，世界卫生组织对全球卫生体系绩效进行的评估显示，美国排在第 37 位，与其全球第一的经济实力很不相称。在预期寿命方面，美国女性的预期寿命是 79.4 岁，

---

① 《参考消息》2007 年 6 月 27日，第 6 版。

比OECD国家的中位数80.3岁低近1岁，比最高的日本（83.6岁）低4.2岁；美国男性的预期寿命是72.7岁，比OECD中位数74岁低1.3岁，比最高的日本（77岁）低4.3岁；在婴儿死亡率方面，OECD国家的中位数是5.8人/千人，而美国却高达7.8人/千人，仅低于匈牙利、韩国、墨西哥、波兰和土耳其等发展中国家。

　　美国政府和民众花费大量金钱而收效较差是政府补缺型医疗保障模式弊端的集中体现，其主要原因：一是它想通过市场这只"看不见的手"来合理配置资源，但医疗市场与一般市场不同，难以实现充分竞争。医学是一门专门科学，医生掌握着大量患者不了解的医疗信息，它不像买衣服，可以由消费者自己选择和比较。特别是当危急或重病发生时，消费者没有时间也没有理性去挑选或比较价格。医生可以通过诱导患者盲目消费大幅提高医疗花费。二是商业医疗保险存在大量的道德风险和逆向选择问题。为实现利润最大化和风险最小化，商业保险公司本能地排斥低收入和弱势群体。例如，由于母婴容易患病，美国商业医疗保险一般不愿对其保险或将保费不适当抬高，美国婴儿死亡率偏高与此不无关系。三是为吸引顾客参保，美国商业医疗保险公司鼓励签约医院和医生采用新技术，而政府却不对新技术的获得和使用进行限制和规范，导致了"新技术的滥用"。四是管理成本太高。哥伦比亚大学塔克曼教授告诉我：美国医疗保障体制太分散了，多如牛毛的商业医疗保险机构，各有其一套管理制度和申报表格，管理起来成本过高。为了吸引参保客源，每家商业保险机构都要做足宣传，这无形中又增加了运行成本，但"羊毛出在羊身上"，这些钱最终还是来自参保客户。我们在纽约曾考察牛津健康保险公司，该公司即设有一个宣传部。据他们介绍，公司管理费用占保费比例为15%～22%。1999年，美国医疗保障机构管理成本高达2943亿美元，占当年医疗卫生费用的31%，而同期加拿大仅有11.7%的费用用于管理。

针对上述问题，近年来美国医疗保障体系也开始做了许多改革和创新。比如，加强社区卫生服务中心"守门员"的作用，打通从昂贵的住院治疗到相对低廉的门诊服务等各种医疗卫生服务之间的通道或使其融为一体。我们到纽约王嘉廉社区医疗中心考察时，发现当地社区成员有小病慢性病都不上大医院，直接在中心就诊。因为同处一社区，大家都很熟悉，既有利于给患者提供一种个性化、"准亲情化"的医疗服务，也有利于减轻大医院的压力，降低医疗费用。又如，实行预付制度，首先将病人按诊断结果分类，然后规定每一类病人的费用支付标准，最后按这些标准对医院进行支付，从而大大降低了医疗费用。此外，还采用健康维持组织等管理型医疗保健模式，通过参与医疗服务体系的管理达到控费的目的；统一各家保险公司的申报表，实行信息化管理。上述举措取得了一定的成效，其中许多新的管理理念值得我们学习和借鉴。

六

中国传统文化崇尚中庸。我体会，中庸虽不是不偏不倚，但却强调一种务实渐进的理性精神，一种不走极端、追求和谐的思维方式。近年来，在参与研究制定政策过程中，我时常发现由于社会各阶层利益需求的多样化，偏激的思路往往会失败，最优的方案常常难以成功。

政府包揽型和政府补缺型医疗保障模式，要么过于偏向政府，要么过于偏向市场，于是在遭遇"政府失灵"或"市场失灵"时双方固有的缺陷就会凸显。世界银行的专家告诉我们："卫生部门不能仅仅依靠政府管制或市场调控。它需要的是两者的结合，这种结合比单一因素的作用好得多。"那么，有没有居政府包揽和政府补缺两者之间、尽量取两者之长又尽可能弃两者之短的医疗保障模式呢？我认为，政府主导型医疗保障模式相对做到了这一点，体现了一种类似"中庸"的精神：既不是由政府大包大揽，也不是完全甩给市场承担，而是在国家、个人、企业、市场中划分责任，共同承担；既不是不切实际一下子覆盖全民，也不是停滞不前，而是根据自身实际情况逐步扩大保障覆盖面；既不是完全依靠公立医院提供服务，也不是全部交给私立医院，而是公私立医院并举，通过公平竞争，扩大服务供给。

或许，德国人有先见之明，在世界上第一个实行了政府主导型医疗保障模式。主要特点：一是需方主要为缴纳保险费的人群，而且保障面逐渐扩展。当前，德国凡是月工资低于一定标准（如黑森州规定 2007 年为 3975 欧元）的雇员都必须参加社会医疗保险。二是供方主要是调动全社会资源，公私皆有。门诊基本是医生自己开设的诊所，医院则有公立、私立非营利性和私立营利性三种。2002 年，上述三种不同性质的医院的床位所占比例分别为 54％、38％和 8％。三是保方主要为法定社会医疗保险机构，代表参保人统一管理医疗保险基金,并按规定向医疗机构支付医疗费用。医疗保险基金主要源于雇主和雇员缴费,按照单位工资总额和个人收入的一定比例核定。目前,德国社会医疗保险的缴费率约为工资收入的14.2%,由雇主和雇员各承担一半。社会医疗保险支付的范围包括预防接种、预防性体检、精神心理治疗和各类疾病诊治等。四是管方的主要职责是对医疗保障体系进行宏观调控和规范,但不参加直接管理。特别是通过立法强制要求符合条件的公民参保,只有对劳动时间少的就业者(一周少于15小时)、兼职者、工读学生等,才规定是自愿加入的。

德国政府主导型医疗保障模式诞生的背景,我在上篇已作详细论述,这里不予赘述。需要补充的是,第二次世界大战后德国政府主导型医疗保障模式的进一步发展,得益于德国社会市场经济的理论推动和自身发展。德国社会市场经济是一种混合经济体制,其基本特征是将市场自由和社会公正尽可能有机结合起来,力求经济效率与社会公正两者之间的平衡。这种平衡的实质是将顺应市场经济自由竞争法则要求与政府对经济实行有效干预结合起来,并把国家干预作为保证市场竞争和社会公正的各项政策能正常运行与协调的必要手段。2004年,德国卫生总费用占到GDP的10.6%,人均卫生费用为3043美元。其中,公共筹资占卫生总费用的76.9%,个人筹资占卫生总费用的23.1%。

当然,德国也有德国的问题。虽然医疗保险经办机构控费能力较强,但由于人口老龄化进程加快和医疗保障标准偏高,德国医疗费用年年增长,缴费率也不断提高,社会医疗保险基金赤字严重,不得不靠财政弥补。汉堡大学冈特·丹纳教授认为:目前医疗费用超过 GDP 的 10%，已成为德国经济的沉重负担。近年来，德国政府出台了不少新的医改领域的法律，试图对医疗保险体系进行革新，主要强调增强国民的"自我责任"，由投保人个人分担更多的医疗费用，但在具体改革措施等方面仍存在不少分歧。如规定取药时每次要交 3 欧元，在门诊看病时每 3 个月交 10 欧元，在医院住院每天自付 10 欧元，某些高价的药品或服务也要自付一部分，如配眼镜时的镜片原为免费，现已改为自费。前一段时间我看到一则报道：2006 年圣诞节期间，有几万名医生和药剂师走上柏林街头，抗议即将实施的医疗保险改革对医生实行更严格的控制措施。另外，德国政府拟再次提高保费，也引发了企业和参保人大规模抗议活动，只好暂时作罢。

七

以上论述的是发达国家的典型模式，那么与我国经济发展水平更加接近的发展中国家情况如何呢？一是确实还有不少发展中国家特别是贫穷落后的国家没有实行医疗保障制度，而是通过救助或其他办法来解决一部分人群的医疗问题。由于这不是本文探讨的重点，所以我们对此就不作详细探讨了。二是没有一个发展中国家效仿美国实行政府补缺型医疗保障模式，之所以如此，我认为，除了该模式本身存在缺陷外，还有两个方面的重要原因。一个方面是政府补缺型医疗保障模式对经济发展水平要求较高。由于商业医疗保险产品价格昂贵，有能力的购买者只能是中等以上收入人群，大众普遍难以企及，而发展中国家民众收入水平偏低且困难人群所占的比重偏大。另一个方面是政府补缺型医疗保障模式把最主要的保障责任交给市场，对市场发育成熟程度要求比较高，发展中国家一般难以达到。三是一些原英国殖民地如南非、印度、肯尼亚等国，受宗主国影响，实行了政府包揽型医疗保障模式。另外，还有少数发展中国家如巴西也移植了类似模式。那么，它们实行结果如何呢？从目前看，情况并不乐观。世界银行一份研究报告说得一针见血："不少发展中国家从发达国家移植了国家卫生服务制度……但迄今为止，尚无一个发展中国家有能力长期维持这种医疗保障模式运行。"① 哈佛大学公共卫生管理学院教授刘远立先生也告诉我：大部分发展中国家搞的政府包揽型医疗保障模式，只是停留于文件和纸面上，现实结果并不尽人意。

1. **筹资困难，较难为继**。政府包揽型医疗保障模式是以一个国家雄厚的经济财政实力为后盾的，即使对英国、瑞典这种发达国家来说都近似奢侈品，更何况发展中国家！事实上，实行政府包揽型医疗保障模式的发展中国家大都因财力不足而虚多实少。比如，1988年巴西修改宪法，要求建立政府包揽型医疗保障模式，向全民提供免费医疗卫生服务。但由于政府资金不足，目前巴西大多数医院比较简陋，仪器设备过时。未来一段时期，巴西政府要将全民免费医疗维持下去十分困难。又如，印度仿效前英国殖民统治，实行政府包揽型医疗保障模式，政府多次声明要

①世界银行：《国际视野中的医疗保障改革》。

为全体国民提供基本免费的高质量医疗卫生服务。但事实上这些承诺从未真正兑现过，医疗卫生事业成为印度公共事务中彻头彻尾的"失败者"。印度财政收入占GDP比重不高，2003年，中央财政收入占GDP的比重仅为9.3%，有限的财政资源大部分用于工业化建设，无力为高质量的全民免费医疗买单。2003年印度公共医疗卫生支出仅占GDP的0.9%，个人支付医疗费用占卫生总费用的78%。在这种情况下，印度人口健康指数难以提高，许多领域停滞甚至恶化。再如，肯尼亚由于经济落后，财政收入水平较低，与其他非洲国家一样，肯尼亚把绝大多数政府卫生预算拨款花在首都内罗毕。据报道，预算拨款的40%用于内罗毕的肯尼亚国家医院，只有2%的拨款用于农村诊所。然而，85%的肯尼亚居民住在农村，那里的药房和诊所却非常简陋，农民就诊困难，甚至根本无法得到最基本的医疗卫生服务，全民免费医疗的承诺只能是流于空谈。

2. **管理不善，效率较低**。实行政府包揽型医疗保障模式的发达国家尚且有医院效率低、排长队候诊等问题，发展中国家政府管理水平原本就比不上发达国家，这种现象就更不用说了。在巴西考察期间，我在圣保罗医院亲眼看到急诊病人在候诊室苦苦等候，排队长得都拐了好几个弯，许多病人面露焦灼痛苦之色。听圣保罗领事馆同志介绍，在巴西非急性病候诊时间更长，手术排队时间可达数年之久，以至于经济条件稍微好一些的居民都不堪其等，而是通过购买私人医疗保险上私立医院看病。巴西财政部一位副部长告诉我，巴西公务员大多数都另外有自己的商业补充保险。印度医疗系统效率也相当低，医生缺勤现象十分突出，如阿萨姆邦、比哈尔邦、古吉拉邦的医生缺勤率都超过50%。病人看病，"要么大排长队，小病急成大病；要么医术不济，许多病根本看不了。"①

　　3. 影响经济，有碍发展。有人测算，在实行社会型医疗保障模式的所有国家中，实行政府包揽型医疗保障模式国家的平均经济增长速度是最低的。在巴西，《预算指导法》规定了联邦、州和市政府财政预算中卫生支出的比例：联邦政府卫生支出以上年为基数，按上年 GDP 增长率递增；州政府和市政府卫生支出占全部财政支出的比例不少于 12% 和 15%。谈到这个问题时，巴西财政部的官员告诉我，巴西卫生支出占 GDP 的 9%，这一比重虽然跟发达国家差不多，但由于全部支出由财政负担，对于一个人均 GDP 世界排名第 77 位的国家来说，负担是相当大的。而且，卫生、教育、社保等支出都被相关法律固化了下来，达到巴西财政支出的 80%，导致财政要支持其他事业发展时往往捉襟见肘，严重影响了财政的宏观调控能力，政府难以根据经济社会状况相机调整财政支出结构。在圣保罗，我们随处可见年久失修、坑坑洼洼的路面，当地有关人士反映，主要道路已经有 20 多年没有大修过了，原因就是财政支出大部分被固化，政府"难为无米之炊"。过去 10 年巴西经济增长率平均只有 2.2%，与同期全球平均速度比较，低 1.6 个百分点；巴西国民收入年均只增长 0.7%，而全球的平均增长率则为 2.6%。

①顾昕：《新医改当谨访"印度病"》，载《新京报》2007 年 3 月 8 日。

八

发展中国家采用最多的医疗保障模式是政府主导型医疗保障模式。埃及、韩国、墨西哥、巴拉圭、秘鲁、菲律宾、泰国、土耳其、孟加拉、哈萨克斯坦、加纳等发展中国家都采取了这一保障模式。之所以如此，主要是因为政府主导型医疗保障模式体现了稳健性、渐进性和务实性，特别适合经济社会尚不发达的发展中国家采用。在与世行专家座谈中，他们一致认为这种多支柱并综合发挥政府、市场、个人力量的医疗保障模式与其他模式相比，更加适合发展中国家国情。

一是需方具渐进性：医疗保障覆盖面逐渐扩大，多种保障模式并存。政府主导型医疗保障的覆盖面一般是根据本国经济发展水平，首先在工业发达地区建立，再扩至其他地区；首先在工业部门建立，再扩至其他行业；首先在人数较多的部门建立，再扩至人数较少的部门；首先在城市建立，再扩至农村。另一个重要特点是，对正规就业人口与非正规就业人口采取不同的办法或多种办法并行。人均GDP 8000美元的墨西哥在实行大众医疗保险制度时也采用了先试点，再逐步推开的办法。2001年在5个州开始试点，2002年扩至20个州，2004年扩至24个州，2005年扩至全部32个州，要求到2010年实现全民覆盖。而墨西哥公务员实行的是专门的医疗保险制度，同时，大多数公务员都买自己的商业保险。泰国上世纪60年代为政府公务员及其家属建立医疗福利制度，70年代和80年代又先后建立了公共医疗福利制度和

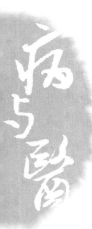

农村自愿健康保险制度，分别覆盖穷人、老人、儿童和残疾人等；1991 年又建立了覆盖正规就业人口的社会健康保险制度；2001 年泰国政府提出建立全民健康保障制度，即"30 铢计划"，覆盖除公务员和正规就业人口及家属外的所有人群，取代原来的公共医疗服务制度和农村自愿健康保险制度。韩国在实行强制性社会医疗保险之后 6 年，参保面按照企业规模从大到小逐步扩展，如从要求有 500 名职工的企业必须参保，到有 300 名或 100 名职工的企业必须参保，最后扩至只要有 5 名职工的企业就必须参保。同时，保险覆盖人群也扩至包括政府官员和私立学校教师（1979 年）、军人家庭和私立学校基金会雇员（1980 年），之后又覆盖到农村和城市自由职业者（1989 年），直到 2000 年以后才实现了全民覆盖。土耳其医疗保障制度覆盖面也是渐渐扩大的，1970 年仅为 27%，1980 年和 1990 年分别为 38%、55%，到 2001 年，覆盖面才达到 66%。

二是供方具多元性：既有政府举办的公立医院，也有私立非营利性医院和私立营利性医院。多元性，一方面可以利用多渠道办医，形成了强大且结构完善的供方体系，缓解发展中国家普遍存在的医疗供给不足的问题；另一方面还有利于在医疗机构之间形成良性竞争，形成不同服务层次，满足各阶层医疗需求。墨西哥公立医院服务价格相对低廉，但环境相当一般，有的还十分脏乱差，收治的多为普通民众。而私立医院价格相对较高，但拥有花园式的病房，鸟语花香，环境优美，服务也精细，吸引了许多高端客户。由于菲律宾私立医院提供的服务更加优质，菲律宾卫生部及地方卫生部门已经开始就生殖健康及结核病防治等公共卫生项目同他们建立了合作伙伴关系。

三是保方具稳健性：医疗保障支出由全社会共同承担，同时区别城市与农村、正规就业与非正规就业等合理确定筹资方式。 对有固定收入的人群通过征收医疗保险费的形式来筹集资金建立医疗保险体系，较好地界定了政府、市场、企业与个人之间的职责，调动了相关方的积极性，实现了政府与市场作用的有机结合。墨西哥社会医疗保险覆盖正规就业的职工及其家属，资金来源为雇主、雇员的缴费及政府财政补助，分别占1/3。韩国医疗保险主要覆盖企业雇员、政府公务员、私立学校教师及其家属，缴费标准统一为工资的3.36％。在企业，雇主和雇员各缴纳50％；在政府机构，公务员缴纳50％，政府补贴50％；在私立学校，雇主缴纳30％，雇员缴纳50％，政府补贴20％。

同时，由于大多数发展中国家都处在现代化和城市化的初中期，一脚在现代化门内一脚在现代化门外，如果仅仅依靠以劳资双方共同出资为特征的社会保险来为民众提供医疗保障，那么对灵活就业人口较多、城市化水平较低、农业人口占比例较大、纳税人口比例较低的发展中国家来讲，实行全民覆盖将是遥遥无期的事情。为了解决这一问题，一些发展中国家根据自身情况，变全民保险思路为全民保障思路，即在对城市就业人口实行社会医疗保险的同时，由政府拿出一块资金，帮助城市非就业人口和农村人口参加医疗保障体系。比如，墨西哥覆盖非正式就业人群的大众医疗保障，其资金来源有三个方面：一是联邦政府社会资助资金，相当于联邦政府对参保家庭的补助。二是替代性雇主缴费，由于雇主缺位，这部分资金由联邦政府和州政府共同承担。

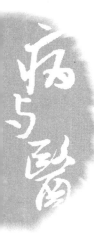

印度政府也拟从 2007 年开始，由个人每天缴费 1 卢比，政府和雇主按同样数量补助，将非正规就业人员纳入医疗等社会保障体系。目前该计划正在议会审议中。三是家庭缴费，根据家庭收入水平确定缴费数额。类似做法，较好地解决了发展中国家大量非纳税人群的医疗保障问题。

四是管方具务实性：政府适度介入，依据法律法规实施调控。这种办法既不是像政府包揽型医疗保障模式那样对需、供、保三方进行全面干预和直接管理，也不是像政府补缺型医疗保障模式那样"放风筝"，而是主要通过法律法规进行调控、规范和监督。比如，对需方，分别制定就业人口和非就业人口的保障制度，形成多层次医疗保障体系，应该为其缴费或补助的坚决不为其支付等；对供方，强有力地监管医疗服务质量和安全，但不一定直接参与医院人事管理；对保方，推动建立法定社会保险机构，但不一定直接参与基金管理；等等。

发展中国家实行政府主导型医疗保障模式往往存在一个重要问题，即医疗费用由一家法定医疗保障经办机构承担，缺乏竞争，导致"第三方"丧失管理动力，不能有效约束供方和需方节约医疗资源，费用上涨较快。虽然这部分费用由全社会共同承担，但最终也难免会加重国家、企业和民众的压力。为此，目前许多发展中国家正在通过促进医疗保障经办机构之间相互竞争、使保障经办机构人员收入与控费成效挂钩等办法，来增强保障经办机构控费的动力和能力。

九

前苏联和东欧国家在上世纪90年代前普遍实行政府包揽型医疗保障模式。这是一种建立在计划经济基础之上，以政府集中管理、国家和企业承担完全责任为特征的制度模式。其基本特征可以在前苏联关于国家保险"三个一切、一个统一"的思想中得到体现，即国家对工人丧失劳动能力的一切情况给予保障；保险覆盖一切劳动者及其家属；一切保险费用由国家和企业负担；各种保险由统一的组织办理。比如，目前古巴就仍然维持着这种医疗保障模式，把国家财政支出的20%用于卫生医疗事业，基本医疗政策遵循着两大原则：医疗待遇人人平等，一切医疗费用由国家负担。

与发展中国家移植英国模式相类似，上述做法造成了两个突出问题：一是腾不出充足的财力搞建设、谋发展，对经济发展造成了负面影响。牛津大学多普森教授认为："古巴并不是一个好例子，古巴政府推出全民性的社会保障计划，对医疗、健康、食品、住房等全部免费提供，实际上影响了古巴其他领域的发展，也影响了古巴整体的繁荣。"二是全民免费医疗在促进公平性的同时，也导致医疗卫生服务的提供长期短缺和低水平循环，因为它超出了国家客观经济实力和承受能力。具体表现为拥挤的诊所和医院，苦苦排队候诊的病人以及不断被推后的检查、治疗和手术。

前苏联解体、东欧剧变后，一则因为经济上实行激进的"休

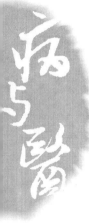

克疗法",原有医疗保障资金的重要提供方——国有企业转型,原有福利供给机制已不复存在;二则为了提高医疗服务效率,减轻财政负担,吸引市场力量参与;三则为了让民众有更多选择机会,发挥保险机构对医疗机构的制衡作用,俄罗斯、匈牙利、捷克、斯洛伐克、阿尔巴尼亚、波兰、罗马尼亚、保加利亚等国家纷纷转型,从政府包揽型医疗保障模式转变为政府主导型医疗保障模式。最主要的变化,就是打破需、供、保、管四方由政府大包大揽的四位一体结构,引入社会和市场的力量实现多支柱支撑。通过对捷克的访问,对其改革有了进一步的了解:

一是需方约束化。强化需方的责任意识,实行责任共担。民众即使参加了医疗保险,看病拿药也不再完全免费,除提高挂号费外,在药房取药加收1欧元,住院每天收2欧元,对非处方药及牙科费用等不予报销。捷克财政部副部长告诉我:刚开始让患者由全免费改为自付一部分费用时,老百姓很不习惯,就算到现在还是不太适应。尽管医疗服务水平明显提高了,老百姓还是发牢骚,特别是老年人。但这一改革是大势所趋,否则如果大家看病自己一点钱不拿,平时对自己健康就不会那么在意,看病拿药也少有节制,政府怎么担得起?当然,在捷克,个人付费是封顶的,一年不超过5000克郎或180欧元。同时,民众也获得了自己新的权利,"可以像选自助餐一样地选择医院和大夫,这样自助餐花色可以根据需要调整,让大家吃得更舒服一些。"

二是供方多元化。大多数转轨国家迅速减少了国家预算向供方的直接投入,转而投向需方,即投向医疗保险或保障。中央政府预算投向供方的,也主要是投向具有较强外部性的公共卫生领域，比如预防保健、传染病防治、医学研究等，直接投向医院一般也仅局限于公立医院的基建或大型设备购置。我在捷克临床与实验医学院了解到，该院2006年收入为25亿克郎，其中国家补贴仅占0.2％，大部分来自医疗保险收入（72.8％）和药房收入（10.8％）。国家在减少对公立医院投入的同时，鼓励私人投入医疗服务行业，合理拆分医院服务，强调家庭医生的作用。虽然公立医疗部门仍然承担为大多数人提供医疗服务的责任，但私立医院正在逐步发育。比如格鲁吉亚从2002年开始，除保留少数关系国计民生的医院如第比利斯医科大学医院、国家级研究所医院和各地区中心医院外，其他医院全部转制改造，同时鼓励私人开设医院。格鲁吉亚政府认为，公立医院占医院总数的合理比重应在15％～20％之间。匈牙利将政府卫生经费投入重点从医院（住院服务）转向基层卫生服务和预防保健领域。2000年制定了家庭医师全面私有化的法律，中央政府鼓励家庭医师购买诊所和设备，规定银行可以为家庭医师购买诊所提供贷款，贷款利息的50％由政府支付，长期贷款可以分期偿还。捷克2002年将95％的初级卫生保健资源私有化，75％的门诊卫生资源私有化。

三是保方社会化。医疗保障主要资金来源从由政府财政安排变为保险缴费或保障交费，所有符合条件的雇主和雇员都必须缴纳医疗保险费。俄罗斯医疗保障制度体系的主体为强制医疗保险制度，主要覆盖企业、从事个体劳动和私人经济活动的公民。医疗保险基金由各地医疗保险基金会负责筹集和管理，由企业等参保单位及其雇员个人分别按工资总额的7.6％缴纳，从事个体经济和私营经济活动的公民由个人缴纳。匈牙利医疗保险的覆盖范围包括：支付保险费者及其家属、退休者、失业者（保险费用由失业者管理局支付）和享受社会福利者。格鲁吉亚成立国家医疗保险公司，使其成为独立的社会法人，并以法律形式规定雇主和雇员缴纳的医疗保险费用标准。波兰2003年通过新法律，规定从个人收入中强制征收一定费用用于医疗保险费，改国家预算拨款为建立全国医疗保险基金，确保全体参保人员能得到平等的医疗待遇。捷克卫生部一位高级官员告诉我，捷克的参保费用是雇员付1/3，雇主付2/3。开始时成立了30多家保险公司，以充分竞争，让投保人得到更多利益和更好服务。尽管现在只剩下9家，但他们之间的竞争仍然相当激烈。

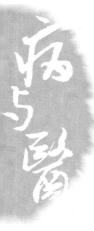

四是管方间接化。管方逐渐从直接办医院、当"婆婆"的境况中摆脱出来，主要职能转变为提供法律框架，制定医疗服务的方针、政策、措施、办法，做好对医疗机构和保险机构的监管工作，制定和执行医疗卫生发展规划。比如在捷克，无论是公立还是私立医院，如果要购买大型医疗设备或者盖房子，都需要依据发展规划，经监管机构批准后才能进行，否则以违法论处。布拉格的茅斯医院副院长告诉我，如果放任各家医院不经审批就购买仪器设备，就会导致恶性竞争，一方面浪费纳税人和保险人的钱，另一方面也将导致医疗服务价格轮番上涨。

从转轨国家改革情况看，我觉得有三个带规律性的特点：一是富国普遍改得比较好，而穷国则普遍改得不太好。比如捷克人均GDP为1.15万美元，城市化率为74.5%，从业人员中有能力缴税的占91.6%，因此它实行社会保险改革总体上是平稳和成功的。而格鲁吉亚人均GDP仅1000美元，经济比较落后，纳税群体狭窄，保险基金赤字问题则比较严重。二是改革伊始医疗保障水平和标准与其改革前基本一致的普遍改得比较好，而一开始定得偏高的普遍难以持续。比如，斯洛伐克改革初期将保障标准定得很高，后来发现难以兑现，2005年降低标准，让个人自负一部分费用后即引发民愤而导致政府下台。本届政府只好重走回头路，把"烧饼"翻回来，但走得磕磕绊绊，隐藏了很大危机。三是普遍在以社会医疗保险为主要保障形式为有固定工资收入的人群提供保障之外，都辅以政府、家庭、个人共同出资的保障方式，对非就业城市人口和农村人口予以一定保障。比如，俄罗斯、捷克两国政府为失业人员、学生、儿童等提供部分资金，帮助他们缴费参保。我问捷克财政部分管医疗卫生的一位高级官员："今后捷克医改的目标是什么？"他回答我："我们的方向十分清楚，就是要建立一个国家管理规范、医疗保险竞争充分、医疗供给格局多元、民众承担一定责任的可持续发展的医疗保障体系。"他停顿了一下，笑着说："医疗改革是世界各国普遍面临的一个难题，只能根据本国国情，努力探索一条适合自己的道路。最重要一点，是要把钱花在刀刃上，买个好机制，让好处真正落到老百姓身上。"我也笑了起来，而且直到现在一想到他这番话还忍俊不禁——这些出自外国人之口的话，同国人的话不仅意思一致，而且逻辑、口吻、表达方式都一模一样呢！

除了转轨国家之外，越南等实行渐进式经济改革的社会主义国家，也积极对医疗保障体系进行系统重建，原来意义上的由国家供给制的医疗保障模式完全改变，代之以多元化的政府主导型医疗保障模式。前几天，一个越南代表团来我们单位访问，我便委托有关同志插空增加了一场会谈，了解到：1992年，越南开始引入政府主导型医疗保障模式，其中强制保险覆盖了在职和退休的公职人员以及拥有10名员工以上的企业，参保者个人必须缴纳工资的1％，雇主缴纳工资总额的2％。下一步越南还将进一步扩大强制保险的覆盖面，努力实现卫生体系更高效率和更大公平。越南财政部副部长说："当前越南最大的问题，是占人口比例超过一半的农民缺失实质性医疗保障。看来，单靠保险来实现医保全民覆盖是不现实的，对于农业和城市无业人员，还需依靠政府、家庭合力提供医疗保障。"

十

红、绿、蓝三原色构成五彩缤纷的世界。自然界并不存在纯粹的红，不存在纯粹的绿，也不存在纯粹的蓝。区分出三原色，是人们对自然界中的颜色加以分析的认知结果。现实的颜色是三原色按一定比例和顺序组合起来的。比如说霓与虹，由于色彩深浅和排序不同，呈现出完全不同的景观。同样，我们将医保模式分为三种，也是为了方便分析。实际上，当今世界并没有一个国家医疗保障体系是由单纯一种模式构成的，而是以一种模式为主体，辅以其他模式的内容，打的都是"组合拳"。

各国医疗保障制度体系呈现明显混合特征的主要原因有三：一是无论发达国家还是发展中国家，迄今为止，都没有找到一种十全十美的医疗保障模式。虽然相比之下政府主导型医疗保障模式是较好选择，但另外两种模式特别是其中一些机制亦寸有所长，制度学习应相互取长补短。我部前部长刘仲藜同志听说我研究医改问题，便认真地告诫我一定要注意这一点。二是在任何国家，由于收入水平等因素影响，社会群体本身都是分层的，如果只用一种医疗保障模式，则难以满足人们多样化的需求。三是世界各国医疗保障体系面临的许多矛盾是相同的，比如各国都出现医疗费用上涨过快、财政压力增大等问题。为了解决这些问题，各国相互学习、相互借鉴，许多具体措施是相似甚至是相同的。所以，纵观世界各国医疗保障体系，虽然主体制度不大相同，但在需、供、保、管四方制度和机制设计上，都相互学习和借鉴了别国制度中的优点，有许多共性选择。主要是：

1. 从需方看，都更加注重强化患者的个人责任

美国兰德公司的一项对比研究表明，95%的自费人群组与免费人群组相比，人均费用下降60%；而且医疗服务的次数与用药量也随自付比例的增加而减少，但整体来看并不影响被保险人的健康状况。根据这一原理，大多数国家更加强调患者的个人责任，以防止需方对医疗服务的过度利用。其中最主要措施，是实行费用分担机制，即通过设定医疗保险基金的起付线、封顶线、共付比例等办法，让参加医疗保障的个人在享受医疗服务时自己承担一定的医疗费用。比如，从2000年起，德国法定医疗保险为住院患者所支付的住院床位费，在西部由每天25马克减为17马克，在东部由20马克减为14马克，相应地增加了患者自付费

用。葡萄牙在1984年、1986年、1988年先后三次规定并调整了医疗保险4类药品的自付比例。从2005年开始，法国病人每次就诊必须自付1欧元，所有的外科手术病人必须自付18欧元。

2. 从供方看，都更加注重增加供给，提高效率

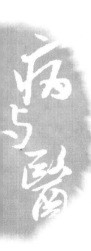

一是公立私立医院并举，扩大医疗服务供给。世界上大多数国家和地区的医疗机构均以民办为主，美、法、德、日的民办医院分别占76%、76%、54%和80%，基层医疗机构民办比例更高，如日本占94%。即使是实行政府包揽型医疗保障模式的国家也逐渐放开举办私立医院。英国上世纪80年代撒切尔夫人执政期间，在医疗保障体系中引入了市场机制，举办了一些拥有较好医疗设施、技术和环境的私立医院，主要提供专科医疗服务。据统计，私立医院分流了英国15%的病人。瑞典政府于1991年历史性地改变自"二战"以来完全由政府经营的医疗卫生体系，第一次引进了私立医院和诊所，目前私立医院占瑞典医院总数的5%。印度对发展私立医院也持正面态度。距全印医学院几公里远的阿波罗医院是一所私立医院，拥有高水平的医务人员，各种先进医疗设备一应俱全。苏东转轨国家也从政府一家办医转变为多元化、多渠道办医，一方面通过市场引导社会力量进入加强医疗供给，另一方面也扩大竞争。

二是合理确定医疗机构空间布局，注重提高医疗服务的可及性。一般根据区域辐射面积、覆盖人口来确定医疗机构的位置，促进人人享有方便可及的医疗卫生服务。比如，德国患者就医十

分方便，投保人无论在乡村还是城市，均可就近就医，享受到基本同质的医疗服务。捷克卡洛维发利社区医院院长告诉我，捷克急救站遍布全国，一般从任一居民点到急救站不超过15分钟车程。美国于1970年成立了国家卫生服务团，为人才奇缺的地区招募卫生专业人员，在国家卫生服务团奖学金项目和国家卫生服务团贷款偿还项目下，志愿者和负责服务的卫生专业人员同一个初级卫生保健医生直接进入社区服务，通常是不到每3500人一个初级保健医生。大约有500万人居住在缺乏或没有卫生专业人员的地区，目前有4600多名临床医生为这些居民服务。同时，大力应用远程医疗技术，以增加病人治疗机会，提高成本效益，减少交通费用，改善保健质量。目前，70%的远程医疗会诊减少了病人不必要的奔波。阿拉斯加联邦卫生保健网络是其中最有名的远程医疗网络之一，它在全阿拉斯加州248个站点安装了多层面的远程医疗设施，自2001年起，受理了4万余个远程医疗案例。

　　三是重视初级医疗服务，建立合理的医疗服务结构。首先，医院与社区相互配合，医院管重症，社区管小病；医院管危急病人，社区管慢性病人。英国的三级医疗服务网络呈金字塔型结构，患者从塔底部向塔尖，然后再从塔尖向底部方向流动。初级卫生和社区服务构成金字塔底，由全科医生和护士负责，患者到医院就诊，必须经过全科医生的转诊。这种制度的好处在于：一则社区卫生服务成本比较低。二则全科医生更加贴近和了解服务对象，便于为社区居民提供疾病预防和健康指导，减少发病率。三则转诊制度发挥着"守门员"作用，有利于解决病人过多向大医院集中的问题，减少医疗资源浪费。虽然各国对英国国家

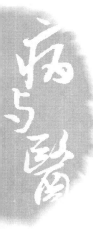

卫生服务制度褒贬不一，但对于发展初级卫生服务和实行转诊制度，则普遍持肯定和学习的态度。比如，前已论述的美国就是如此。再如，德国为了加强社区服务，专门调整医生的专业结构，提高全科医生的比例，将专科医生与全科医生比例由6∶4调整为4∶6，并提高了全科医生的收入水平，以鼓励更多的医务人员去从事社区医疗服务工作。又如，每个荷兰人都有一位全科医生，他们负责向患者提供最基本的医疗服务。我在香港也看到，普通门诊体系是完全市场化的，由大量小诊所组成，有的诊所面积只有几十平方米。但门诊看病很便宜，连医带药平均每次150块钱（香港人均收入是大陆20倍以上），小病在门诊就可以完全解决。病人必须先到这些门诊去看病，门诊看不了，才能转诊看专科或住院。

其次，实施医药分家。欧洲、北美、南美各国以及亚洲的日本、韩国等都实行了医药分家。我在法兰克福听德国专家讲，在德国，往往诊所在楼上，药房就在楼下，但相互之间不存在直接利益关联。

第三，上述国家和地区一般都设立急救站，如果是急诊，则直接送到急救站治疗，急救站不得拒收病人。捷克急救站建设水平和服务标准全国统一。

第四，为防止大型检查仪器设备重复购置，整合医学检验检查资源，澳大利亚、法国等国家还建立了检查中心。

四是制定基本药品目录，遏制药品费用上涨。药品费用急剧上涨是一个全球性的问题。为提高药品的可获得性和可支付性，促进药品的合理使用，世界卫生组织大力推广基本药物制度并取得了举世瞩目的成就，被认为是该组织近30年来最成功、最持久的一项战略政策。到1999年，全球已有156个国家制定了基本药物目录，而且还呈现出三个发展趋势：一是适当减少基本药物的数量。发达国家近年已将适用药品降至2000种以下。二是制定基本药物参考价格。如德国1989年就建立了药品价格参考体系，制定了药品参考价格的实施细则和药品价格目录。三是强调使用本国药和已过专利保护期的药物。如日本的基本药物全部为国产药和国外已过专利期的仿制药。墨西哥2006年基本药品目录只有265种，一般已过专利保护期。这些药物由联邦卫生部统一向药品生产厂家采购，包装简易，包装盒上还标明卫生部独家使用，价格相当便宜。墨西哥政府规定基本卫生保健服务系统必须使用国家基本药物目录内的药品，不能超范围进药和用药，否则保险机构不予支付费用。巴西基本药品目录鼓励使用国产仿制药，其价格比名牌药品平均低40%以上。

五是强化供方约束机制，防止供方诱导需求。医疗机构和医生比患者掌握更多医学信息，有的医院和医生从自身利益出发，可能诱导需方盲目购买医疗服务。你不用吃药，他让你吃，你不用做检查，他让你做，而你根本不知就里。这里原因尽管很多，但肯定有供方诱导需求的问题。为此，近年来各国积极强化供方约束机制，采用总额预付、按病种付费和按人头付费来取代过去的按服务项目付费，推动医疗机构自我控制医疗费用。比如，英国、爱尔兰等国均对公立医院实行全额预算，预算一经确定，一般不再追加，医院只能在预算框定的"笼子"里精打细算。美国通过实行预期支付制度，将病人诊断结果分为468种，结合历史

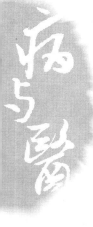

成本信息，规定每一类病人及其疾病的付费标准，最后按照这些标准对医院进行补偿。这样，如果医院提高治疗效率，降低治疗成本，就能获得更多利润；反之，如果医院费用超过了预定的补偿标准，就会亏本。据统计，实行按人头预付制后，人均医疗费普遍下降了10%～40%，住院率下降了25%。2003年日本在82所教学医院实施的按病种付费试点，改变了长期以来按服务项目收费的方式，转为定额付费。截至2005年4月，已有144家医院实行了这种方式。

六是更加注重预防，培养健康的生活方式。现代医学有一个很重要的观念：不仅要关注疾病治疗，更要关注预防和健康生活方式的培养。比如，德国把预防和治疗放在一起，把公共产品和准公共产品放在一起，由社会医疗保险基金来承担。我问他们这样做的原因是什么，他们告诉我，这样不仅可以节省费用，而且由于重视了预防，还可以减少疾病。

3. 从保方看，都更加注重适应不同人群的特点和需求，并促进经办机构相互竞争

在各国医疗保障体系中，除覆盖主体人群的主体制度外，针对公职人员、贫困人群、富裕阶层及老年人等人群，大都设计和建立了以下配套制度。

一是针对公职人员，建立特定医疗服务制度。这种制度是由政府预算拨款，为公职人员免费提供医疗服务的医疗保障制度。德国政府规定，公务员、警察、军人和战争受害者等特定人群享

受福利性医疗保障待遇,其医疗服务费用由政府直接提供或予以补助。美国对联邦政府雇员、军人等提供免费医疗服务。俄罗斯建立了特定人群的医疗保障制度,规定国家预算拨款单位的就业人员、儿童、领取养老金及残疾抚恤金人员的医疗费用开支由国家预算拨付。当然,免也不是全免,各国基本上都设立了自负比例和封顶线,以控制费用,避免浪费。

二是针对弱势群体,建立社会医疗救助制度。这种制度是由政府承担主要责任,对社会贫困人群和因其他原因导致生活困难人群提供医疗服务的医疗保障制度。它与社会医疗保险性质不同,不是按照权利和义务对应的原则提供医疗保障,而是按照需求和规定的资格条件来提供,保障水平是最基本的医疗需求。这是绝大多数国家一个最基本的医疗保障制度和政策。比如,美国除了将商业保险作为医疗保障体系中的主体制度外,还针对老年人、穷人等弱势群体专门建立了医疗照顾和医疗救助计划。英国除规定贫困人群可以在国家卫生服务制度内享受免费医疗外,还对穷人和老人实行了一些医疗救助政策,如补助其到国家卫生服务系统的医院治病发生的差旅费。韩国对占人口4%的无收入和无财产者实行医疗救助,资金由国家负责包干。

三是针对富裕阶层,建立商业医疗保险制度。这种制度是按自愿原则和市场法则建立的补充医疗保险制度。比如在英国,虽然国家卫生服务制度覆盖了全体国民,但同时还有近13%的人口购买了私人医疗保险,这些人当中大部分是为了得到更好医疗服务的高收入人群。巴西也有25%的富裕人口参加商业健康保险,商业医疗保险费用占卫生总费用的54%。在圣保罗州,购买商业

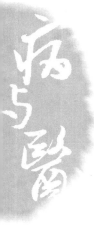

健康保险的人达到37.7%。一位巴西导游告诉我，她也买了一份商业健康保险，主要原因是不想排那么长时间的队候诊，同时私密性也更强一些。德国有12%的民众购买私人医疗保险，他们主要是收入超过一定标准的人群，其中8%的国民完全通过商业医疗保险提供医疗保健服务，4%的国民是在参加法定医疗保险的基础上购买商业医疗保险。

四是针对无固定收入人群，建立政府与个人协同出资的保障制度。 这项制度主要建立在非正规就业人口较多的发展中国家。比如上述的墨西哥、俄罗斯、捷克。波兰政府对没有收入的人员也通过预算方式补助其医疗保险费用。

五是针对老年人，建立长期护理保险制度。 这项制度是以承担老年人的家庭护理、家庭保健及其他相关服务项目为主要内容的医疗保险制度。建立这一制度的国家一般有两个特点：一是经济发展水平较高，二是老龄化程度较重。比如，美国、德国、日本都单独建立了这一保险制度，把老年人日常护理服务从医疗保险中分离出来。这样做一方面能够减轻老龄化带来的医疗保险负担，另一方面也能够为老年人提供更加专业和方便的护理服务。

六是促进社会保险机构之间竞争，提高其服务质量和水平。 为提高医疗保险机构控费的积极性，一般都把社会医疗保险机构分为几家，老百姓不仅可以自由选择医院，还可以自由选择保险机构，促进他们为吸引客户相互竞争。同时，促使医疗费用开支与保险机构利益相关联，费用控制得好、服务水平高的保险机构，提取的管理费和员工收入就相应高一些。比如，荷兰2006年社会保险福利体制改革就为保险机构更加激烈的内部市场竞争留出空间。过去由于只有一家保险机构经办医疗保险业务，个人缴费比例是统一的，普通人没有兴趣去了解自己保险的成本，保险机构也没有动力去开展竞争。改革后，大约有30家医疗保险机构在市场上竞争，由于控费能力不同，保险费有高有低，老百姓可以根据保费高低和服务质量好坏自主选择。2006年，荷兰18%的参保者更换了保险机构。同时，为防止社会医疗保险机构对客户"挑肥拣瘦"，排斥高风险客户，有些国家对优质客户占比作了专门规定，捷克便是一例。该国规定，每个保险机构吸收的参保人员中有工作的人不得超过45%，捷克财政部一位高级官员告诉我：美国政府被保险公司左右了，承担了一大批疾病高危人士，我们要汲取教训，政府要始终能够调控保险机构。

七是拓展资金来源，保证医疗保障可持续发展。比如，瑞典采取财政支出、慈善捐赠、彩票发行收入等多种形式，努力实现医疗保障资金来源多元化。法国1991年起开征的"社会共同救济税"，将许多替代性收入，如养老金、失业保险津贴和遗产性收入及财产性收入（股票所得、房屋租赁收入、银行利息）等都纳入缴费（税）基数，同时强制药商将营业收入的4%交给政府用于医疗保险。美国一年的慈善收入大约有6000亿美元，相当一部分用在医疗救助上。

4. 从管方看，都更加注重做好规划与监管

一是实行综合性行政管理体制。整合政府卫生行政管理体制，归并管理部门，建立综合性的卫生行政管理体制，具体负责

公共卫生、医疗服务、食品药品、医疗保险、生殖健康、妇幼保健、医疗救助等职能。比如德国的联邦卫生和社会保障部、美国的卫生与人类服务部、日本的厚生劳动省、英国的卫生部等均实行"大部制"，职能比较统一，也相对比较高效。

二是加强医疗保障法制建设。医疗保障涉及经济利益的再分配问题，这种再分配只有依靠法律强制才能顺利实施。目前，世界上很多国家都颁布了有关国民健康保障的法律法规，对医疗费用的筹集、分配和使用等作了明确规定，对政府、企业、个人、医疗机构和医生的责、权、利关系也进行统一明晰的界定。如英国1946年的《国家卫生服务法》、墨西哥1983年和2003年的《卫生基本法》、加拿大1984年的《卫生法》、巴西1988年的《卫生组织法》、泰国2002年的《国家健康保障法》等，都是通过国家立法逐步建立覆盖全民的医疗保障制度。

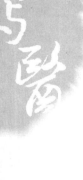

三是制订医疗发展规划。这种规划明确未来一段时期医疗保障体系的发展方向和具体步骤，引导资源投向。对于在哪里建医院、建急救中心，哪个医院建大楼、买大型仪器设备，不管由谁出钱，不管公立私立，许多国家规定都要纳入总体规划之内。如捷克规定，医院新建房屋、购买大型设备都必须经过卫生部门批准。在德国，卫生服务体系布局由政府规划。

四是强化医疗卫生监管。这种监管的主要内容是：严格医疗卫生机构、人员、技术等准入制度，加强对医疗服务质量和价格的监管，制定科学规范的考核评价体系，确保医疗安全和收费合理。比如美国药品从研发阶段到最后上市，政府对每一个环节都严加监管，包括最后的药品价格。

五是加大医疗信息披露。医疗市场一个最主要问题是信息不对称。因此，许多国家都越来越注重通过便利的方式，让民众掌握更多的医疗信息，这是增强民众选择权，普及健康知识，控制医疗费用的重要手段。比如，英国设立了由护士和其他专业咨询师提供的 24 小时保密健康咨询电话服务，提供能够获得的健康服务信息和一些医疗费用参考指标。美国医疗照顾管理机构则将相关资料放到网上供民众查阅，同时设立医疗照顾专门服务电话，该电话 24 小时提供免费服务；美国政府设立的一些卫生服务网站还提供关于卫生保健提供者、医院和养老院的评级、卫生保险指南以及如何报告欺骗、投诉等路径。

行笔至此，突然想起美国社会学家耐尔·基波特关于医疗保障的融合理论。该理论认为，目前世界各国医疗保障的筹资模式和组织形式正在朝着同一方向发展，相同之处渐渐超过不同之处。"各国医疗卫生领域无论怎样变化，在基本特征上都会趋向融合。"[1]也就是说，如果各国医疗保障体系是一张张面孔，那么这些面孔的眉眼模样将越长越像。其实这一点并不难理解，因为医疗保障作为准公共产品的本质属性原本都是一样的。但同时我也认为，融合不等于相同，由于受到法律制度、文化理念、风俗习惯、宗教信仰、政治建制等既定制度路径的约束，任何医疗保障体系之间只会渐近，但绝不会雷同，也不该雷同。

[1] 耐尔·基波特、保罗·特罗尔著，黄晨熹等译：《社会福利政策导论》第54页，华东理工大学出版社，2003年版。

十一

探询世界各国医疗保障模式，就像走进挂着一幅幅色彩斑斓画卷的长廊，不同的是，其空间是以世界为单位的，一路下来，似乎跋涉了千万里的艰难历程。从各国医疗保障模式的异同与得失中，我们可以得到以下一些启示：

1. 基本医疗保障制度覆盖全民是时代要求、文明标志、大势所趋

健康权是人类一项基本权利。切实加强医疗保障体系建设，更好地落实和保障人民群众的健康权，是经济社会发展的一个重要的出发点和落脚点。因此，在世界卫生组织190多个成员国中，除美国以外的所有高收入国家、60%的中高收入国家、40%的中低收入国家、10%的低收入国家，共约90个国家建立了覆盖全民的医疗保障制度。其他国家也把医疗保障制度建设列为改善居民健康的重大战略目标之一，明确为政府的一项重要责任。

但也有人问我，为什么大多数国家都把教育放在优先发展的战略地位，在教育问题得到一定程度解决时，才把更多资源转向医疗保障领域呢？我想，主要原因在于：第一，教育是全概率事件，也就是说，每个公民都需要教育特别是义务教育；相对而言，医疗则属于小概率事件，具体到每个人身上，在一定时期内，并不是每个人都会不幸得病。一般在全概率事件得到较好解决后，

再解决医疗这一重要的小概率事件,促进实现人人享有基本卫生保健服务的目标。第二,教育特别是义务教育发展到一定程度后,支出是一个常量,规模较为稳定;而医疗则是一个变量,标准和水平差距很大,不确定性较强,政府难以下决心解决。第三,一般认为,教育是一种知识积累和投资行为,政府舍得花钱;而医疗更多是一种消费行为,相比之下,政府往往持慎重态度。

2. 医疗保障水平和模式选择要量力而行、因地制宜、因时而变

这一观点在上篇已经做过详细论述。仅强调两点:

第一,确定医疗保障水平,既要保证社会福利水平的提高,又要使"用于直接促进快速增长的投资资源与用于经营和发展福利部门的资源之间保持和谐的比例"[①],促进做大经济财政蛋糕,进而为提高社会福利进一步奠定坚实基础。既要促使医疗保障范围、内容、规模不断得到发展,又要兼顾其他社会事业的全面进步。总之,既要尽力而为,又要量力而行。

第二,确定医疗保障模式关键要考虑四个因素:一是纳税人占比是否足够大。如果正式就业的纳税人多,收取社会保障税(费)的人口基数大,搞医疗保险没问题。否则,就只宜在对正规就业人口搞医疗保险的同时,对非就业和农业人口实行政府出一点、集体拿一点、家庭或个人掏

①雅诺什·科尔奈、翁笙和:《转轨中的福利、选择和一致性》第31页,中信出版社,2003年第一版。

一点的混合型医疗保障。随着正规就业人群日益增多，再逐渐向社会医疗保险过渡。二是个人是否负担得起。只有个人收入中的一半左右可满足当期消费，剩下的一半中有一半左右作为活钱自行支配，才可能用其余部分购买医疗、失业、养老等保险。三是企业是否负担得起。像美国、德国和捷克的一些企业，都因保险费太重导致竞争力下降，这一点要引起高度重视。四是国家财政是否负担得起。如果财政收入中有一半左右足够维持日常性支出，剩余的一半中拿出一半左右作为发展和建设资金，其余部分才可能作为社会保障资金的补充。否则，就会影响财政可持续发展。

3. 后发国家建立医疗保障制度要取长补短、整体设计、分步实施

建立医疗保障制度一般有两条途径：其一，先发国家如德国、英国、美国无可比性、较完善制度先例可循，只能自己摸着石头过河，走一步看一步，遇到问题再找解决办法。这样，逐步将制度建立完善起来。其二，后发国家可以借鉴先发国家先例，吸纳经验教训，做到整体设计，分步实施。实践证明，目标明确、整体设计、通盘考虑，往往可以事半功倍，避免走过多弯路。

后发国家在对医疗保障制度进行整体设计时，关键要考虑以下几点：一是察周。就是说要全面考察和研究。既要考察发达国家情况，又要考察发展中国家情况；既要研究一种模式特点，又要研究其他模式特点；既要分析一个国家当前情况，又要分析其

制度建立的背景和发展路径。否则，可能一叶障目，以偏概全。二是合体。任何医疗保障制度都不是处于真空地带，而是受到一个国家风俗习惯、宗教信仰、文化特点、法律和政治建制等既有制度的约束。各国不可能割裂本国国情，随心所欲地照搬某种制度模式作为本国理想的医疗保障制度，只能根据本国国情因势利导。否则，即使强行推行，也难以推得开、扎下根。三是前瞻。即医疗保障体制改革必须具有前瞻性。一项新制度建立后，会对未来制度发展形成制约。特别是作为一种社会福利制度，医疗保障制度一旦确立，就会与社会结构相结合，产生自身发展的逻辑。因此，在设计制度模式时，要像下围棋一样，预先考虑后几手，这样才能立于不败之地。墨西哥卫生部一位高级官员告诉我，作为一种刚性的制度安排，医疗保障支付水平易升难降，水平过高，可能导致骑虎难下。四是渐进。是指医疗保障改革不宜搞"休克疗法"或一步到位，而应目标明确，分步实施。墨西哥、巴西卫生改革都经历了一个渐进的过程，墨西哥大众医疗保险制度从2002年开始试点，要到2010年才覆盖全民；而巴西20世纪70年代就有许多医生提出要搞全民免费医疗，经过十几年的争论，一直到1985年才由政府明确提出。为什么呢？美国哈佛大学著名医疗保健经济学家雅诺什·科尔奈和翁笙和对此有过一个精辟的阐述："必须留出时间，让福利部门的新机构得到发展，让公众学会适应。"①

---

① 雅诺什·科尔奈、翁笙和：《转轨中的福利、选择和一致性》第29页，中信出版社，2003年第1版。

4. 政府、市场、企业与个人之间要理清关系、明确责任、讲求公平效率

　　医疗保障之所以是一种准公共产品，其主要理由有四点：一是从疾病种类看，有些疾病属于个人性疾病，对他人健康几乎没有任何影响；有些疾病则属于传染性疾病，对病人所在社会可能构成巨大威胁，控制和治疗这些疾病，具有很强的外部性。二是从疾病影响看，疾病直接受害者是病人及其家属，而治愈疾病的直接收益者也是病人及其家属，从这一角度看医疗属于私人产品。但从另一角度看，医疗又属于公共产品，因为如果一个社会大量公民生病无法获得救助，这种状况不仅会损害一个社会的安定与和谐，而且也对劳动力素质和人力资源再生产产生严重负面影响，进而损害一个国家的综合国力。三是从医学伦理看，如果将医疗保障当成纯公共产品，政府予以大包大揽，就会使一些人不注重甚至挥霍健康；反之，如果把医疗当成纯私人产品，那么对那些虽然平时十分爱护身体但却不幸被"大自然的概率"选中受难的人们很不公平。四是从保障水平看，基本医疗保障用于确保社会成员拥有健康权，是任何社会成员都应该得到的。凡是自身能力达不到基本保障水平的人群，政府都应适当予以救助；补充医疗保障则主要用于增加健康存量和抵消由于年龄增加所导致的健康存量的加速贬值，是一种消费品和投资品①，如果政府免费

①[美]舍曼·富兰德、艾伦·C·古德曼、迈伦·斯坦诺：《卫生经济学》第128页，中国人民大学出版社，2004年第1版。

提供，则可能激励人们过度消费，所以应由私人通过市场方式来获取。

　　既然医疗保障是一种准公共产品，这个本质属性决定了它既不能完全交给个人和市场，也不能完全由政府包揽。只有合理划分好政府、市场、企业、个人的责任，才能既维护医疗保障的公平性，利贫扶弱，又提高医疗保障的效率，防止医疗资源浪费，促使有限的资源发挥更大的效用。

5. 推进需、供、保、管立方锥体各方改革，要统筹兼顾、相辅相成、相互制约

　　人性中有利己的倾向，政府也难免有"经济人"表现。需、供、保、管四方作为医疗保障体系的四要素，其实也是人或由法人构成的组织，必然带有自身的利益取向。一般说来，需方都想以自身最小的开支，得到更多更好的医疗服务；供方都想拓展服务，以赚取更多的利润；保方都想多收取保费，同时减少支出；管方居于三者之上进行调控，看似超脱，但也有想更多掌握直接干预权力的利益驱动，或想不作为的懒惰思想。哈佛大学公共卫生管理学院教授刘远立先生告诉我：如果不对管方进行约束，它就有异化的可能，公仆变管家，管家变老板。因此，上述四方既相辅相成，又相互制约，正确处理的关键在于形成使四方力量达到均衡的合理机制，并以法律手段加以明确。否则，就可能出现需供双方合谋扩大供给而让保方承担损失等诸多问题。那么，究竟怎样的结构属于均衡结构呢？我想，如果打个形象的比喻，应

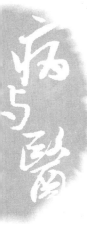

该是一种正立方锥的关系，其锥心可以视为四方利益均衡点。比如，管方既不能离需、供、保三方太近，以免管得过多过死；也不能离得太远，以致造成监管不力，而应该保持一种"距离型的 (arm-length)干预"，扮演好规划者和监管者的角色。又如，保方必须通过建立需方和供方约束机制，遏制双方滥用医疗资源的利益冲动，控制费用支出过快上涨。

特别需要指出的是，正如上篇所述，医学是仁学、也是人学，必须做到以人为本。同时，医学又是高度专业化的科学，一般非专业人士难窥端倪。因此，在需、供、保、管四方中，需方既是其他三方服务最终的归宿，又是最弱势的一方。在四方利益出现分歧的时候，应该强调"以需为本"。

6. 引导医疗市场健康发展要信息充足、竞争充分、管理有序

医疗市场是一个信息高度不对称的市场，竞争受到一定的局限。为了充分有效的竞争，以下几点至关重要：一是要采取措施使医疗市场更加透明化，让公众掌握更多关于医疗服务的信息；二是要让公众有自由选择医院、医生、医保机构等权利和便利；三是要有让医疗服务机构、医生、医疗保障机构在公平环境中竞争的能力、压力、动力以及便利条件和氛围；四是要让竞争"红利"切实落到老百姓手里。当然，这里所说的竞争，是指有管理的、有序的、公平的竞争。陷入无序的竞争，往往不仅不会降低反会抬高医疗服务的价格，不仅不会促进反会伤害医疗市场整体

效率。因此，对于一个良性竞争的医疗市场，政府的有效管理是不可或缺的，是只能加强不能削弱的，是必须细化而不能大而化之的。

十二

需要强调的是，对不同国家的医疗保障制度这种矩阵式的组织结构和多维评价体系进行比较研究是一件非常难的事情。尺有所短，寸有所长。我们研究不同国家的医疗保障制度，关注的焦点，应该是一项制度同实行这个制度的国家国情相适应的程度，关注的是这项制度的最终绩效，而非只是进行简单、层面的比较和模式长短评判。一只蝴蝶在生命周期中可能是幼虫，可能是毛虫，也可能是翩翩起舞的飞蝶，如果不从具体的、历史的、整体的观点去观察，可能会认为这三者是不同的物种，从而给出错误或片面的结论，对此，我们当尽力戒之。

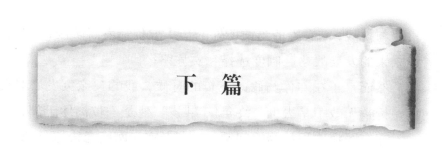

下 篇

一

上篇与中篇之所以追溯历史原委，考察各国模式，并不是为了发怀古之思或览世界之奇。考察历史，实为烛照当前；采撷他山，乃为雕琢我玉。党中央、国务院高度重视解决"看病贵、看病难"问题。胡锦涛总书记在中共中央政治局第三十五次集体学习时指出，要切实把发展医疗卫生事业、提高人民群众健康水平放在更加重要的位置，走中国特色医疗卫生改革发展道路，加快医疗卫生事业改革发展步伐，努力满足人民群众日益增长的医疗卫生服务需求。温家宝总理在《2007年政府工作报告》中指出，要加快卫生事业改革和发展，着眼于建设覆盖城乡居民的基本卫生保健制度。近期，国家发改委、卫生部牵头，成立了十六个部委参加的深化医药卫生体制改革部际协调工作小组，专题研究我国医药卫生体制改革方案。值此关键时刻，尤需认真借鉴世界各国的成败与得失，深刻总结我国的经验与教训，全面研究面临的机遇与挑战，彻底弄清当前所处的历史方位和发展阶段，科学设计未来的发展战略、制度选择和实施路径。

然而，正在写作与修改下篇的时候，我的父亲突发心肌梗塞，抢救无效不幸去世，终年仅 74 岁。他是一位离休干部，几乎不存在医疗费用拮据的问题。但在老家河南商丘得这种急症，既不能长途奔波转院，当地又没有做介入治疗和搭桥手术的条件。所以，面对死亡，大家束手无策。父亲是一个很朴素的老人，一辈子辛辛苦苦，没享到多少福，等到有点条件了，却突然走了，这使我悲痛欲绝。痛定思痛，我得到了两点启示。之一，我国的医疗条件特别是基层的医疗条件还不发达，应加大投入，加快发展。之二，即使将来医疗事业大发展了，我们也未必一定使每一座城市的人们都能够享受到领先水平的高科技治疗，需与供的矛盾永远存在，感情不能也无法取代政策和制度。

二

改革开放以前，中国医疗保障体系依附于传统计划经济体制，很大程度上移植了需、供、保、管四方由政府大包大揽的前苏联政府包揽型医疗保障模式。主要特点：一是从需方看，大多数城乡居民都享有低水平的医疗卫生服务。二是从供方看，由政府和集体举办，在城市形成了市、区两级医院和街道门诊三级医疗服务体系，在农村形成了集医疗、预防功能于一体的县、乡、村三级医疗卫生服务网络；提倡中西医结合，重视中医药发展。

三是从保方看,在城镇建立了覆盖企业职工及其家属的劳保医疗制度、覆盖机关事业单位职工的公费医疗制度及其家属的医疗费用补助或统筹制度,在农村建立了覆盖大多数农民的合作医疗制度。医疗卫生经费主要来源于政府、国有企业及集体经济组织。四是从管方看,政府对医疗保障体系实施严格的计划管理和强有力的直接干预。

应该说,这一时段中国的医疗保障模式,符合当时的经济社会发展模式与水平,有效利用了严重短缺的医疗资源,用占GDP3%左右的卫生投入,较好地满足了几乎所有社会成员最基本的医疗卫生需求,迅速改善了国民健康水平,成就举世公认。纵向看,中华人民共和国成立后30年间,中国人均寿命几乎翻了一番,增至68岁;婴儿死亡率从1950年的200‰下降到1978年的56‰,孕产妇死亡率从1500/10万下降到110/10万,丝虫病、麻风病等重大传染病基本消灭。横向看,中国人从被蔑视为"东亚病夫"发展到健康水平位居发展中国家前列,部分地区和城市已经达到或接近发达国家水平。1978年,中国人均寿命比发展中国家平均高出8岁,婴儿死亡率也明显低于发展中国家水平。世界卫生组织在当年召开的阿拉木图会议上,将中国医疗卫生体制推崇为世界范围内基层卫生推动计划的楷模。

同时也要看到,这一时段的医疗保障体系存在诸多矛盾和问题:一是资源严重短缺。由于国家大包大揽,兼之当时走的是一条优先发展重工业的道路,卫生、教育、文化等社会事业发展投入相对不足,城乡医疗卫生资源匮乏,农村缺医少药现象严重,群众"看病难、住院难"问题突出。据统计,1978年我国人均医疗卫生费用仅12元。从我切身的经历看，现在不少人对20世纪70年代农村"赤脚医生"的评价，侧重于赞赏其公平可及而忽视了当时的医疗条件和水平。二是服务效率较低。全面的计划管理和行政干预以及"平均主义"和"大锅饭"，造成医疗机构和医务人员积极性不高。三是资源分配不均衡与浪费现象并存。计划经济体制下，因个人财富多寡造成医疗卫生资源占有不公平的现象并不突出，但由地域、城乡差别等导致的问题却比较严重。国家包揽的公费医疗体制也在一定程度上造成"无病拿药，小病大看"的现象，存在医疗卫生资源浪费问题。

总之，人口多、底子薄、经济社会发展落后，决定了当时医疗保障只能是低水平的，由国家包揽。而人口流动性低、社会成员间收入差距小、个人选择渠道单一等计划经济体制特征，使这种低成本、广覆盖的卫生医疗保障体系得以维持和延续，这种模式是当时特定历史条件下的较好选择。我们既不能简单苛求，也不宜过高评价。比如，人均期望寿命迅速攀升，除了卫生事业发展外，还与百年战乱结束、社会稳定、经济发展、生活改善等因素密切相关。

三

改革开放后，我国经济社会各领域发生了广泛而深刻的变化，传统卫生医疗保障模式所依赖的经济社会基础已不复存在。一是"减税让利"政策使财政收入在国民收入中占比持续下降，同时财政投入服从和服务于以"经济建设为中心"的发展战略。二是国有企业逐步转型为自主经营、自负盈亏的市场主体，以企业为统筹单位的劳保医疗制度，已不能满足企业职工的基本医疗需求，同时也影响了企业间的公平竞争。三是农村集体经济组织走向解体，农村合作医疗也随之逐步萎缩。四是城乡居民频繁流动，传统卫生医疗保障模式可携带性差的弊端日益凸显。五是人民群众生活水平日益提高，对医疗保障体系提出了更高质量和更加多元化的新要求。

　　20世纪80年代开始，国家对医疗卫生体制进行了一系列改革。但学术界对改革效果的评价大相径庭。一种观点认为改革基本失败，理由是医疗服务市场化和商业化倾向过于明显，医疗卫生服务公平性、可及性下降，医疗机构趋利行为严重，医药费用快速攀升，居民费用负担日益沉重。另一种观点则认为改革基本成功，理由是调动了医疗机构和医务人员的积极性，医疗卫生资源快速增长，服务质量和水平显著提高，公费和劳保医疗制度改革基本平稳，城乡医疗保障制度初步建立，人民群众健康水平明显改善。我认为上述观点都不全面，首先要充分肯定我国医改取得了举世瞩目的巨大成就，上届政府在推动三医并改方面取得了重要突破，本届政府在增加财政投入、推进全民医保、规范医药市场等方面又取得了巨大成绩；同时又要清醒地看到，医改问题是世界性难题，不可能一蹴而就，不可能毕其功于一役，当前仍存在大量亟需解决的问题。总之，既不能用问题否定成绩，也不能用成绩掩盖尚未彻底解决或又新产生出来的问题。

1. 需方享受的医疗服务和医疗保障水平明显提高，但"看病贵、看病难、轻预防"等问题逐渐显现

随着卫生事业规模迅速扩大，医院装备质量明显改善，老百姓能在更多医院间选择了，也有更好的医疗条件看病了，这是不可否认的基本事实。世界卫生组织衡量一个国家居民健康情况主要有三个指标：婴儿死亡率、孕产妇死亡率和人均期望寿命。目前，我国婴儿死亡率已从 20 世纪 70 年代末的 49‰ 下降到 19‰；孕产妇死亡率从 105/10 万降至 47.7/10 万，以前农村妇女大都在家生产，现在绝大部分入院分娩；人均期望寿命从 68 岁增至 72 岁。随着生活水平不断提高，人们对健康的需求也不断增长。1980 年到 2005 年，我国卫生总费用由 143 亿元增至 8 660 亿元，增长了 60 倍，即使剔除物价上涨、人口增长等因素，卫生投入增长也是比较快的。

但也要清醒地认识到，如下问题不可轻视：

一是"看病贵"，个人医疗费用负担增长较快。据统计，1980 年居民到医院就诊的平均门诊费用是 1.62 元，平均住院费用是 40 元；2005 年平均门诊费用增至 127 元，平均住院费用增至 4 662 元，25 年间分别增长了 77 倍和 116 倍。这其中，特别是个人负担的医疗费用增长过快，大大超出人民群众收入增长幅度。应该说，医疗费用增长过快有合理的一面：随着生活水平提高和医疗技术进步，患者对医疗服务质量要求不断提高，住院时间和病后恢复期延长，诊断手段和用药档次大大进步，再加上以前基数很

小，属于低水平基础上的快速增长。但也有不合理的一面：医疗服务机构诱导需方消费、大处方、大检查、高价药现象比比皆是。一位同事谈及此事时说：这几年看病费用涨得更快。前几年到医院看病时，医生还问是自费还是公费，自费就实事求是些，公费就狠宰一刀；现在连公费自费也基本不问了。这给不能在"风险池"内化解经济风险或化解能力有限的普通群众带来了日益沉重的负担。

　　二是"看病难"，高端医疗服务供不应求。应该说，看病总体上并不难。以2005年23亿诊疗人次计，若平均每诊次用20分钟，日有效工作7小时，年工作251天，全年共需43.6万名医生；假设诊疗人次再增加一些，考虑病房病人诊治工作时间是门诊量的2—3倍，顶多需要150万—200万名医生。那么，我国目前的193.8万名医生，在数量上应当说是平衡甚至富足的。看病难问题，主要体现在高端医疗服务供不应求。之所以如此，首先是由于基层医疗服务水平较低，老百姓认为在基层看病解决不了问题，致使80%本应在基层医疗机构解决的常见病、多发病相当大一部分趋高就医。农民看病往城里跑，中小城市居民看病往大城市跑，大城市居民看病往大医院跑。三级医院、专家门诊门庭若市、队如长龙，一级医院、基层医院病源不足乃至门可罗雀。许多县级医院可诊可治的疾病，病人却千里迢迢跑到北京大医院。其次，这或许也与我国"面子"文化相关。看病成为一种炫耀性消费，一种身份和能力象征。第三，或许是最重要的，就是对趋高就医缺乏制度性约束，甚至提供制度性方便。结果不言而喻，趋高消费带来趋高收费，进而造成大量浪费。另一面则是该到大

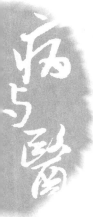

医院找专家就诊的疑难杂症病人看病越来越难。

三是"轻预防"，防范和风险意识薄弱。城里人也好，农村人也罢，大家都知道有病必须治，却往往漠视无病也要防，健康知识掌握不够，对自身健康重视不足，健康保护意识不强。我国现有结核病患者450万人，仅次于印度，位居世界第二；乙型肝炎病毒携带者约1.2亿人，占世界总数的1/3；职业病发病率高，每年新发尘肺病超过1万例，而这些疾病很大程度上是可防可免的。比如，装修工人经常在灰尘弥漫的环境中工作，却普遍不戴口罩。我曾试图劝说，他们只是摇摇头并笑着说不习惯。由此凭空增加了多少肺硬化乃至肺癌的危险啊！另外，许多人认为自己身体状况好，参加医疗保障"亏"了，拒绝参保，可一旦生病负担不起时，又怨天尤人。

2. 供方服务能力全面提升，但布局、结构、管理等问题比较突出

据统计，1978年至2005年，中国卫生机构总数增长了76%，医院总数从9 000家增至18 000多家，医院床位数从110万张增至244万张。与此同时，卫生人员和医生数量也分别增长了75%和88%。由于同时期人口总量只增长了36%，所以人均拥有的医疗卫生资源有了显著增长，可以讲这是一个飞速发展的时期。医疗服务供给能力的全面提升，极大缩小了我国医疗卫生事业发展水平与世界其他国家的差距，明显缓解了医疗卫生资源供不应求的矛盾，也为今后进一步发展奠定了坚实的基础。

　　但也要清醒地认识到，如下问题不可轻视：

　　一是布局不合理。医院布局基本上由所属单位根据需要设置，既非属地化，又与人口聚集度及群众医疗需求变化情况不相匹配。村卫生室是农民看小病最常去的地方，但服务能力相对薄弱。乡卫生院每乡硬性设置一座，由于乡镇大小、覆盖人口多少、距离县城远近等情况千差万别，导致资源闲置和不足并存。重庆市卫生局的同志说：一些位于城市边缘的乡卫生院越搞越漂亮，但由于交通和交通工具越来越方便，患者都上县医院看病了，就诊人数越来越少，浪费严重。县医院作为医疗服务体系承上启下的关键环节，质和量都存在不少问题。市及市以上则集中了过多的医疗资源，但布点也不尽合理，有的区域过密，有的过疏。比如在我供职的财政部附近，方寸之地，就有财政部医务室、发改委医务室、统计局医务室、核工业医院、月坛医院、复兴医院等，密度过大，造成浪费。国家和省一级办了太多一般性综合医院，与所在城市医院设置重叠，重点不突出，层次不明晰。特别是城乡之间医疗资源占有差距过大，占人口总量70%的农民，只拥有20%左右的卫生资源，80%左右的卫生资源集中在城市，其中2/3左右又集中在大医院。

　　二是结构不协调。布局是指医疗服务机构的纵向分布，结构则是指同一城市医疗服务机构的横向分布和功能定位。由于基层医疗服务机构与综合医院、专科医院没有形成合理分层、有效分工，特别是基层医疗服务机构没有发挥应有的"守门员"作用，导致大病、小病，急病、慢病，诊断、治疗，统统都在医院这口"锅"里"乱炖"，结果陷入了一个怪圈：三级医院越办越兴旺，越兴旺水平越高，越高患者去得越多，去得越多则越膨胀；而小医院、社区医院则医疗资源相对闲置，人才流失，水平下降，信誉走低，逐渐"边缘化"。总之，医疗行业的"马太效应"愈演愈烈，据统计，全国县及县以上医疗机构中的床位使用率仅有一半达到60%；而乡卫生院则大多只有35%，甚至更少。

三是竞争不规范。其一，公立医院占有全国90%多的医疗资源，形成事实上的垄断，兼之拥有政府固定资产投资、一定的人员工资补贴及优惠政策，其他社会力量办医则受到一些歧视性措施的限制，进入门槛高，客观上私立医院建设与发展受到了不公平的挤压，多元化办医格局难以形成，更谈不上相互间的有效竞争了。其二，公立医院间的竞争也不充分。一些中心医院无人可与其竞争。大城市公立医院靠彼此医疗质量竞争取胜的因素少。其三，公平竞争规则研究和制定得不够，促进和监督公平竞争的能力严重不足，一些依靠不正当手段竞争趋利的行为得不到及时有效的制止与纠正。

四是管理不科学。从外部看，政府对医院采取了放权让利的措施，但没有有效履行业务监管和出资人财务监管职责。对医院的人事任命等施加了不必要的干预，而对医院内部收支、财产处置等则缺乏有效的监管。从内部看，一方面，开单提成、收取红包、科室创收等现象屡禁不止；另一方面，不同技术水平人员的收入差距仍然没有合理拉开，"大锅饭"、平均主义盛行。医疗服务定价机制不合理，体现医生技术性服务的医疗项目价格偏低，激励约束机制扭曲。

五是药械费比高。忽视适宜技术、基本药物和中医药的运

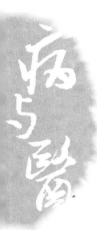

用,对无序使用先进医疗技术和高档耗材的行为缺乏科学限制条件,导致药品和医械的价格节节攀升,大大加重了群众负担。基本药物的生产、流通、使用等环节相关管理机制不健全、不完善,部分临床必需、价格低廉的基本药物由于无利或薄利断档缺货。大型医疗仪器盲目重复购置严重。前几年就有报道说,仅沈阳市一地拥有的核磁共振仪器数量,就比全德国拥有数量还多。近20年来,中国正在成为西方医药产业迅速增长的消费市场,而以中国目前的经济实力和老百姓收入水平去支撑高度膨胀的西方医药产业,是我们力所不能及的事情。值得一提的是,行之有效的中医药,其特色和优势却得不到充分发挥,服务范围和领域不断缩小。以前老百姓看病,主要看中医,吃草药,价格便宜,效果不错。现在大都看西医,而且几乎凡诊必查。做一系列检查,吃一大堆西药,花一大叠票子,效果未必更好。但另一方面,卫生部一位领导同志的一番话也值得我们深思。他说:我很奇怪,现在不靠大型设备检查就能号脉开方治病的中医师也越来越少了。

六是预防不到位。《黄帝内经》指出:"圣人不治已病治未病,不治已乱治未乱……夫病已成而后药之,乱已成而后治之,譬犹渴而穿井,斗而铸锥,不亦晚乎。"[1]唐代医家孙思邈把疾病分为"未病"、"欲病"、"已病",并指出要"消未起之患,治未病之疾,医之于无事之前"[2]。老祖宗这些话,讲的就是要高度重视预防。可我们的情况是:不仅需方有轻预防的问题,供方也存在同样问题,

[1]洪蕾:《建设中医治疗未病学科体系》,载《中国中医药报》2007年7月6日。

[2]洪蕾:《建设中医治疗未病学科体系》,载《中国中医药报》2007年7月6日。

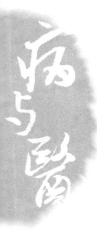

医防分家、重治轻防问题严重。由于缺乏有效的激励机制，医疗机构和医务人员缺乏主动介入、深入开展疾病预防的动力，更多的是关注疾病的诊断和处置。医疗服务体系没有有效发挥"有病早发现，无病保健康"的作用；健康教育不深入、不生动、不经常；按照行政级次和专业领域设立的妇幼保健、计划生育、疾病控制、健康教育、地方病防治、传染病防治等机构相互独立，职能相互交叉，缺乏有效配合与整合。

3. 具有中国特色、适应市场经济体制的医保制度逐步建立，但体系不完善、管理不科学

首先，1998 年以来在城市逐步建立了城镇职工基本医疗保险和商业医疗保险等多层次的医疗保险体系。企业劳保医疗和行政事业单位公费医疗向城镇职工基本医疗保险制度实现了平稳过渡。其次，2003 年以来，新型农村合作医疗制度从建立走向了基本全覆盖，这是我国历史上第一次主要由政府筹资向农民提供大病统筹的医疗保障制度，受到广大农民的欢迎和支持。第三，从2007 年起将用 3 年时间，建立起覆盖城镇非就业居民的基本医疗保险制度，这种大病统筹制度被老百姓亲切地称为"新城合"。第四，医疗救助制度也得到不断加强。中央财政安排资金从不到 1 亿元已增至 30 多亿元，越来越多的城乡生活困难人群得到医疗救助。第五，商业医疗保险已经起步。可以这样讲，虽然城乡人员之间、有业无业人员之间的医疗保障制度差异还较大，但实现全民医保即将成为现实，医疗保障的基本框架已清晰可见。这是

一个很了不起的成绩。

但也要清醒地认识到，如下问题不可轻视：

一是保障范围还窄。 由于缺失强制性参保措施，部分企业、事业单位，尤其是私营企业及效益较好、人员结构比较年轻的企业等尚未参加城镇职工基本医疗保险。在城市，非就业人口还要等3年时间才能全部纳入医保制度覆盖范围。在农村，也有部分农民没有参加"新农合"，从自愿参保到强制参保，中间还有一段很长的路要走。另外，部分困难企业、关闭破产企业由于缺乏稳定可靠的缴费能力，职工的持续参保问题也没有得到很好解决。

二是保障水平较低。 2006年，新型农村合作医疗实际报销比例平均只有35%左右，即使加上医疗救助等制度扶持，保障水平还是比较低的。即将试点的城镇居民基本医疗保险的报销比例开始时也会大体处于这一水平。另外，城镇职工基本医疗保险个人自负比例从国际水平看，也稍高了些。简而言之，这一保障水平目前看是适宜的，但长远看则需逐步提高。

三是保障方式单一。 政府承担了过多医疗保障的直接责任，医疗保障层次划分不科学，政府直接经办和管理各项医疗保障事务，中介机构参与不足。商业医疗保险进入门槛较高，政策激励不够，发展空间受限。目前全国开办商业医疗保险业务的保险公司仅20家左右，客户人数不超过2 000万。2006年人身险保费收入4 132亿元，其中健康险业务保费收入仅377亿元，占人身险保费收入的9%，远不适应保险业整体发展规模。随着生活水平的提高，特别是极富阶层的出现，相关鼓励捐赠的税收优惠等

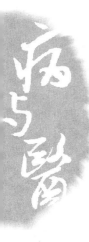

政策的滞后导致社会慈善事业的发展与现实需求极不相称。事实上，由于供需矛盾永远存在，在任何一个发达的保障体系里，社会慈善捐赠在补缺方面的作用都是相当可观的。我认为，在中国实行全民医保，政府在起步阶段要增加投入，较多参与；但到了一定发展阶段，就要多种方式并举，更多采用间接化的管理方式，鼓励社会保险、社会互助、商业保险、慈善救济等多头并进。

四是制度衔接不畅。医疗保障各项制度由于管理部门不同、出台阶段不同，整体设计和统筹兼顾不够，在保障人群、保障方式、保障待遇和管理服务等方面需要加强衔接。比如，大量农村劳动力在城乡之间双向流动，在城镇参加城镇职工基本医疗保险、城镇居民基本医疗保险和在农村参加新型农村合作医疗制度如何衔接需要抓紧研究。又如，商业医疗保险品种与医疗保障制度之间的有机衔接也显欠缺，等等。

五是管理亟待完善。其一，城镇职工基本医疗保险和城镇居民基本医疗保险由劳动保障部门管理，新型农村合作医疗由卫生部门管理，存在体制不顺的问题，尤其是政府部门同时承担经办和监管双重职能，体外监管不足，体内监管亦难以很好到位。其二，保障经办机构由政府一家承担，"别无分店"，竞争机制缺失，再加上机构和员工收益与经营效果没有直接关联，控费动力不足。而且从今后进一步发展看，独家经营，老百姓无法自由选择、更换参保机构，无法择优弃劣，医保机构也就难有提高服务质量、水平的压力和动力。其三，管理经办机构的人员素质和管控能力还比较低，特别是对医疗机构的费用控制还缺乏一套有效的机制和办法。我们知道，"第三方"支付的主要目的有二：一是用集体的力量减少乃至化解个人的疾病风险；二是用集体谈判的方式克服医疗市场信息不对称问题，避免医疗机构"过度服务"。显然，上述两大目的远未达到。

六是统筹层次偏低。城镇职工基本医疗保险和新型农村合作医疗在实践中主要实行市县级统筹管理。不仅风险共济能力弱，而且也使得医疗保障不具可携带性，不利于劳动力的合理流动。

4. 管方职能转变迈出较大步伐，但"越位"与"缺位"并存

1980年以来，我国卫生管理体制发生了重大变化，对公立医疗机构采取了"放权让利搞活"等一系列改革措施，着重提高医院微观经济运行效率。分权化日趋明显，医院发展责任逐渐由政府转移到医院层次上。除领导干部任命外，医院人事和分配自主权不断扩大，积极性和活力明显增强。

但也要清醒地认识到，如下问题不容忽视：

一是法不完善。制度与行为经济学强调，个人塑造制度，制度塑造个人（Hodgson，1999）。制度明确人们之间的秩序关系、机会和影响。法是制度中最具影响力的组成部分，对规范行为有不可替代的作用。目前，我国虽制定了10部具体的卫生法规，但还没有一部保障人民群众健康权益的基本卫生法律。医疗卫生事业性质、医疗保障制度、政府基本职责等重大问题都没有明确法律规定。许多过时的、应加以修改完善的法规规定，没有及时得到更新完善。

二是管办不分。政府医药卫生监管职能和公立医院出资人职

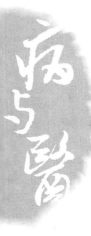

责不分，政府行政部门既办又管，该交给市场和社会做的放手不够，自己该管的又有许多不管或没管好。

三是轻视规划。规划可有可无，前瞻性不强，协调性不够。在执行上问题更多，许多地方、不少时候规划成为"纸上画画，墙上挂挂"的摆设。

四是多龙治水。管方责任分散在卫生、药监、社保、财政、发改、工商、质检等多个部门，缺乏高层次的统一规划和协调；各级政府之间、同级政府各有关部门之间的权责不清；责任追究制度尚未建立。医院部门所有制色彩浓厚，政府难以统筹配置各类卫生资源，卫生全行业管理难以实施，决策和监管效率不高。

五是监管不力。政府监管的目的是维护市场公平竞争和社会正义，而不应充当医疗机构的总院长。当前情况是：游戏规则制定研究不够，监管手段落后，监管标准不全，监管重点不明，监管行为不力。

六是服务不足。政府应运用各种手段，通过多种途径向群众宣传健康生活、预防为主的理念；通过构建信息平台，最大限度地解决患者与医院之间的信息不对称；通过建立个人医疗电子档案和有效的医疗卫生网络，简化就医、转诊的繁琐程序；等等。而目前这些服务远未做好。

四

研究和设计深化医药卫生体制改革方案,除了必须透彻地分析和研究我们取得成绩和面临问题外,还要深入探讨和科学厘清我国医药卫生体制下一步改革和发展所处的历史方位和环境条件。经过反复思考,我认为:

第一,从当前问题看。当前存在的问题并非改革存在方向性偏差,而恰恰在于改革还不够彻底,不够到位。目前我们还处在向政府主导型医疗保障模式的转轨进程中:打破需、供、保、管四位一体由政府大包大揽的传统模式,实行需方约束化、供方多元化、保方社会化、管方间接化,调动社会资源着力提高医疗保障的能力和质量。这是符合中国乃至国际发展潮流的,是必须继续坚持并不断完善的。现在一些同志认为医疗卫生领域存在的问题是"过度市场化"造成的。其实不然。一是前一阶段医疗卫生体制改革产生的问题,不能简单归罪于"市场化",而在于改革没有合理界定政府与市场的责任,该利用市场机制的地方没有充分利用,该由政府承担的政府也没有承担到位。二是许多市场化的改革举措,恰恰是因为缺乏公平的竞争环境而无法实现其初衷。市场化的基本要求是明确准入制度,打破垄断。目前医疗卫生领域垄断愈发严重,没有竞争对手,哪来真正的市场化呢? 正因为改革不够彻底,公立医院一头独大;也正因为改革不够彻底,医药生产厂家和经销厂家相互竞争杀价的"红利",不仅没有落入患者口袋,却成为"回扣"进了部分人的腰包。据报道,仅北京市6家药品批发企业,两年半时间就支付中介费用达4 800万元之巨。三是改革过程中,一些旧制度失灵了,相应的新制度却没有建立起来,出现了制度真空。总之,当前存在的问题是改革和发展中的问题,今后也只能在进一步深化改革、促进发展、完善机制中得到解决。

第二,从改革时机看。未来一段时期,我国人均GDP仍处于1000—3000美元之间。从国际经验看,这往往既是一个国家的黄金机遇期,也是一个国家的矛盾凸显期。正如上篇论述的西方国家社会型医疗保障制度普遍建立于本国发展的黄金机遇期和矛盾凸显期,当前也是我国深化医药卫生体制改革的大好时机,要顺时应势,抓紧抓好。政治上,落实以人为本的科学发展观,构建和谐社会不仅是党的执政方针,而且已经成为全社会的共识。构建医保体系,解决民生问题,是缓解社会矛盾、推进社会和谐的题中要义和重要手段。经济上,我国经济又好又快发展,财政收入连年大幅增加,进城务工人员日益增多,人工成本国际比较相对较低。实践上,经过十几年的改革探索,我们已经从正反两方面积累了不少宝贵的经验和教训,为下一步改革奠定了良好基础。因此,我认为本届政府从整体上研究设计医药卫生体制改革方案,是抓住了民生的要义和问题的关键。

第三,从历史方位看。未来20多年,我国医药卫生体制改革与发展将处于发达国家经历的三个历史阶段重叠的重要时期。发达国家花130多年时间、分三个历史阶段已经解决和还将要解决的问题,会叠加到我们一个阶段集中解决。我们有后发优势:可以广泛吸收借鉴先发国家医疗保障体制建设的经验教训,少走弯路。我们也存在后发劣势：在民众期望高、时间短的情况下，既要建立健全医疗保障制度，又要提高保障水平，还有提高质量和效率、控制费用和减少浪费等多重任务，特别是面临不同群体的需求，恐怕不是整齐划一的改革措施能够奏效的，可谓不仅难度大而且风险大。前不久我会见欧盟委员会内部市场与服务委员查理·迈克里维先生时，他告诉我：这是一个巨大的漩涡，进去的人弄不好可能会迷失方向。他任爱尔兰财政部长期间，最头疼的，就是医改问题，这使他伤痕累累。因此，我们要设法趋利去弊，积极谨慎地加以谋划。

第四，从发展背景看。 必须在中国经济社会转型和现实发展水平的大背景下，谋划未来医药卫生体制改革与发展问题。不积极作战略规划不对，幻想一口吃成胖子更不对。关于我国国情，我认为可以简要概括为"一多、二快、三低、四大"。

1. "一多"：我国人口尤其是无固定收入人口多。 我国人口众多，总量比世界发达国家人口的总和还大。这对医疗保障体系建设的影响，如果套用温家宝总理高度概括的乘除法思路来分析，从除法角度看，固然可以有效发挥保险大数效应，摊薄疾病所带来的经济风险；但从乘法角度看，13亿人口，对医疗保障的需求无疑极为庞大，大大增加了医疗保障制度建设的难度。特别是13亿人口中，有工作或有稳定收入的人口占比过小，大约只占到15%左右，与任何一个发达国家即使是很多年前他们建立医疗保障制度时相比都要低。城市灵活就业和农民工收入水平较低且不稳定，大约占总人口的15%—20%左右。剩下的65%以上的都是农民和城市非就业的老人与孩子。因此，医疗保障筹资难度和财政压

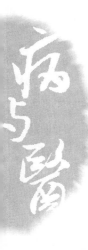

力较大。我曾问中国驻捷克大使霍玉珍女士：我驻外使馆人员为什么不能同所在国驻我国人员来一个医疗保障待遇的互换呢？霍大使告诉我："原来是互换的，现在人家不干了，除了待遇水平不一致的原因外，就是我们大使馆比人家大使馆人多。相比之下，人家觉得亏了。"捷克政府这么做也是可以理解的，人多，自然医疗需求就会大，医疗花费也就会多。

2."二快"：人口老龄化和应用新药械进程发展快。我国属于典型的"未富先老"国家。2005年底，60岁以上老年人口达到1.44亿，是世界上唯一一个老年人口超过1亿的国家，也是发展中国家人口大国崛起过程中人口老龄化形势最严峻的国家。老龄化水平将从1999年的10%提高到2020年的17%，之后又将进入一个老龄化高速发展阶段，到2030年将接近25%的高峰段，2050年到达4.3亿左右的峰值，进入重度老龄化的平台期。老龄化水平从不到10%提高到30%，可能只用不到50年的时间，而英国、法国和美国等西方工业化国家则用了100年左右的时间，这对我国医疗保障体系提出了严峻挑战。因为老人是医疗卫生资源的主要消费群体，是医疗保障制度的重点保障对象。老年人口总量的迅速增加，一方面给医疗保障制度建设提供了新的契机，另一方面也将导致医疗保障资金需求迅速膨胀。据研究，在其他条件不变的情况下，老年人口增加1倍，医疗费用将增长5倍。我国最早进入人口老龄型、人口老龄化程度最高的上海市，老年人的医疗保障费用支出已经占到医疗保障费用总支出的2/3。上海的今天，就是我国其他地区的明天。2000年我国老年人口医疗费用占GDP的0.48%，预计到2010年将占到1.11%，2020年将达到3.06%，2030年老年人口医疗费用将占到GDP的8%—9%。老年人口医疗费用的增长速度将大大快于GDP的增长速度。

与此同时，随着经济全球化的快速发展，药品和医械技术发展及全球传播速度也大大加快。特别是受体制、机制和文化的影响，我国在这方面的应用速度要比一般国家更快一些。我们作为发展中国家，却近乎能够同步享受到发达国家掌握的器官移植、基因医学等先进医疗技术。比如，我国器官移植在数量上仅次于美国居世界第二位，肝移植约需三十万元、心脏移植也需三十万元左右，且患者移植后需终生服用免疫制剂用于抗排斥反应治疗，每年至少需要上万元。此类费用快速上升的问题，也必须引起我们的足够重视，并在改革方案中充分考虑这一因素。如果我们不顾国情滥用先进医疗技术和进口高档药物，其结果可能是将老百姓辛辛苦苦创造的财富，大量用来购买发达国家的高技术、高成本产品和服务。

3."三低"：现代化、城市化、市场化发展水平相对较低。纵向看，我国正处于历史上经济发展最好最快的时期，现代化、城市化、市场化快速推进，综合国力不断增强，成就举世瞩目。这有利于为医药卫生体系发展注入强劲动力，提供强大财力。但横向比，目前我国人均GDP仅为日本的1/18，美国的1/22。到2015年，我国现代化、城市化、市场化程度才能达到发达国家20世纪70年代后期的水平，到2030年，才可能达到发达国家20世纪末的水平，对此，我们一定要有足够和清醒的认识。

社会型医疗保障是人类进入工业文明、城市文明和市场文明的产物。现代化、城市化、市场化发展情况无疑对医疗保障体系

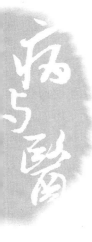

发育和成长具有深刻影响。一是社会型医疗保障需要雄厚的经济实力作基础，而我国人均财力在未来一个时期内都不会宽裕。二是正规就业人群规模小特别是城乡二元经济结构，增加了医疗保障资金筹集和管理难度。三是市场机制尚不完善，缺乏完善有力的市场手段来实现医疗保障，医疗保障和供给多样性拓展也会因此受限。四是人情文化会成为制度的软化剂，理想制度的"龙种"往往会收获现实操作的"跳蚤"。比如，有一次，我患重感冒到一家医院就诊，院方不由分说将我收治入院，然后用最好的消炎药为我挂点滴，直打得我一天两次出现严重药物反应，痛苦不堪。面对如此不讲科学的"高度重视和享受"，真是让我哭笑不得。

4."四大"：城乡、区域、生活方式、就业形式差别大。首先，城市与农村之间、东中西部地区之间发展水平差距大。江苏张家港和昆山两个县级市，人口仅 50 万—60 万人，地方一般预算收入都达到 70 多亿元；而我老家河南商丘这个地级市，总人口近 1 000 万，地方一般预算收入也不过 70 亿元。西部地区的一些地市可能就更没法比了。可以这样讲，我到昆山看到的情况是，那里农民的医疗保障问题全解决了，比许多城市的工人解决得还要好，年最高报销限额为 20 万元。其次，计划经济时期社会成员同质化时代已经远去，随着经济社会资本占有差距拉大，社会结构分化加剧，形成了多元化的社会阶层和利益主体。他们拥有自身独立的利益诉求、生活追求和价值观念，对医疗保障体系提出了个性化、层次化、立体化的要求。第三，从事非全日制、临时性、季节性、弹性工作等灵活多样就业形式的人口也越来越多，这对医疗保障及其管理提出了不少新的课题。

五

出发点不同，环境不同，前进路径也不同。医药卫生体制改革所处的特定历史方位和经济社会环境，决定了我国下一步改革不可能照抄照搬某国模式，采取简单的"拿来主义"，而必须拓展视野，明辨诸种模式的演变及其背后的经济社会背景，做到择善取长；决定了不可能只考虑当前需要而忽略经济社会可持续发展，企图一蹴而就地解决所有问题，而必须站在战略的高度，处理好"当前有实效、长远可持续"两者的关系，统筹规划，分步实施，既注重局部突破，又注重系统完善和发展；决定了不可能用一个统一的标准去套所有人群，搞"一刀切"，而必须考虑地区的差异，做到因地制宜、因群制宜；决定了既要量力而行，又要尽力而为。

医药卫生体制改革似应遵循以下"三个二"原则：

1.**"两重"，即重在改革，重在建制。**当前医药卫生体制中存在的问题，是改革发展中的问题，必须通过不断深化改革和加大制度体系建设步伐来解决。要具有打破现有利益格局的勇气，把医药卫生体制改革放到国家发展的战略层面和优先地位来设计，从需、供、保、管四要素入手，统筹规划，全面进行改革和机制、制度建设，调整和科学界定每一个要素的内部组合和四要素之间的相互关系，完善与四要素相关的外部关系，努力实现政府和市场的协调、公平和效率的统一、供需之间的平衡，加大财政投入与创新体制机制的结合、卫生服务硬件水平提高与制度建设等软件水平提高的适应。

2.**"两本"，即以需为本，以基为本**。以需为本，就是要在科学发展观和构建和谐社会思想的指导下，树立人民群众健康导向、预防优先、质量至上的理念。要确保医疗保障体系投入的增长、改革的"红利"切实落到需方身上，促进广大人民群众共享改革发展成果。以基为本，就是要从我国经济社会发展实际出发，坚持低水平、广覆盖、稳提高；要把握基本矛盾，优先考虑广大人民群众预防保健和医疗保障的基本问题，借助基本方法和措施，明确基本药物和普适技术，建立普适制度，提供基本卫生医疗服务，逐步发展提高。要努力做到80%的居民自觉爱惜身体，主动预防疾病，80%的人有医疗保障，80%的病在村、乡、社区解决，患者入院80%使用基本药物或医械，有医疗保障的人能逐步报销80%的费用。到外地调研时，许多地方的同志说：现阶段搞新农合、新城合，就是用基本的方法解决基本问题的好路子、好办法。

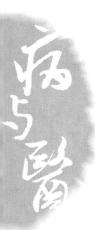

3.**"两主"，即政府主导，社会主办**。政府、市场、企业、个人责任划分得合不合理，是决定医疗保障体系成败的关键。在中国现实国情下，政府主导就是政府主要负责医疗保障的公平和质量：一是通过规划和立法，确立医疗保障的制度、体系建设，规范各方权利、义务和有关标准、秩序。二是政府要通过公共资源配置，免费提供预防保健、传染病防治等公共卫生服务；对无固定收入的人群参加医疗保障提供资助；承担公立医院固定资产投资，支持医学科研进步；扩大社会医疗保险的覆盖范围、保障水平，提高风险共担能力，使更多群众享有医疗保障，保证卫生医疗服务的公平性。三是建立私营机构和市场有效参与的制度和机制，特别是应最大限度地支持和鼓励私人诊所的开办。四是加强医疗卫生、器械、食品监管，确保卫生服务的安全和质量。社会主办就是要充分利用社会资源和采取激励措施有效发挥市场机制作用：一是要进一步强化市场机制，打破公立医院垄断格局，鼓励、引导社会力量积极参与，多渠道发展医疗卫生事业，扩大医疗服务供给，鼓励开展公开、公平、有序的竞争。二是企业要为雇员及时足额缴纳保费，尽快使不同规模的企业都做到做好这一点。三是个人要承担一定的责任、义务和费用，关爱自身健康，了解和掌握医保知识，维护自己的合法权益。四是公立医疗机构和社会保险经办机构都要逐步实现"自主化"和"社会化"运营模式，避免政府的直接干预，成为行政机构的附庸。

在上述原则的指导下，医药卫生体制改革应实现"三个一"目标：

1．建立健全一个统一的领导体制。 医药卫生体制改革内容十分庞杂，众多管理部门又常常从各自利益出发考虑问题，选择办法，提出建议。因此，为确保改革的整体规划、协调推进，关键要建立健全全国统一的领导体制。建议成立全国健康委员会或由国务院领导挂帅的部际联席会议，并设立单独的办公室为其服务，全面协调规划医药卫生体制改革事宜。同时，适当整合理顺、归并增减各相关部门的管理职责，做到权责清晰、分工合理、相互支撑、相互制约。

2．形成一套强有力的支撑体系。至少要包括以下五个方面：
（1）健全医疗卫生筹资体系。从现在起到 2020 年，中央和地方财政都要进一步加大卫生投入，千方百计实现 2020 年政府卫生投入占医疗卫生总费用的比例处于一个适度合理的水平；加快建立和完善社会保险税费体系，依法加大个人筹资、企业筹资、社会筹资的力度；另一方面，在支出上要形成科学有效便捷的控费支付方式及制度体系。（2）健全医疗卫生服务体系。改革现有层级化服务体系，形成网络化服务体系；引导优质医疗资源下移，实行双向转诊制度，重病上医院、小病在社区、急病呼急救、大检去中心、买药到药店；公立（包括混合经济）、私立医院并举，竞争有序；改革以药补医制度、医院运行机制、医疗服务价格形成机制、注册医师管理机制，促使激励约束相统一、岗责利相结合；改革公共卫生服务机构，制定基本公共卫生服务包，从防治结合逐步实现预防为主，大大改善健康保障能力。（3）健全医疗保障体系。完善城镇职工基本医疗保险制度，推进新型农村合作医疗制度，加快建立城镇居民基本医疗保险制度，健全城乡医疗救助制度，积极发展商业医疗保险。在实现多种制度并举覆盖全民的基础上，促使医疗保障制度从低级形式向高级形式转变，从低水平向适当水平转变，从单支柱向多支柱转变，从城乡分割向城乡一体转变，形成全覆盖、高效率、多层次、可持续的医疗保障体系。（4）健全基本药物医械生产、流通、监管体系。国家实行基本药物医械制度，遏制低水平重复，保护技术创新，提高基本药物医械质量，适当保障生产企业销售利润率，促进药物医械科研及产业的大力发展；大大压缩流通环节，大力限制流通企业利润率，严格限制零售价格；建立网络发达、手段先进、措施有力的药品医械监管体系，较好解决"劣币驱逐良币"问题。（5）健全医疗卫生监管体系。健全卫生法律法规体系，加大各项制度的制定和完善力度；对于国外成熟的管理制度和技术规程，要加大引进力度；对于国内的改革经验和有效措施，要加大总结力度，及时上升为法规制度；建立健全自律和他律两大监管评估机制系统，努力实现需、供、保、管四方有能力、有压力、有动力，全面实现监管的法治化、精细化、网络化、公开化、科学化。

3．实现一组分阶段的发展目标。作为后发国家，我们在改革过程中有条件汲取各国的经验和教训，站在别人"肩上"进行我们的改革设计。要看到一旦出现问题，我们不可能像别国那样通过政府更迭推倒重来，因此，要本着察周、合体、瞻前、渐进的原则，对改革目标、改革思路、改革内容、改革路径进行整体设计，通盘考虑，稳妥推进。从现在起到2030年，可以划分为三个阶段，即近期（2007—2010年）、中期（2011—2020年）、长期（2021—2030年）。这样划分的考虑和各阶段的改革目标是：（1）到2010年，"十一五"规划基本完成。该阶段要着眼于"定"字，统一领导，统一认识，统一规划，抓好重点，做出亮点，搞好试点。要出台一系列拿得准、见效快、反响大的改革举措，如实现全民医保制度，制定基本药械制度，明显改善村、乡、社区卫生服务条件，制定并逐步推广城乡居民公共卫生服务包，在药品售价成为生产成本的2—3倍的前提下，取消村、乡、社区卫生服务机构药品加成，建立健全医疗机构竞争制度；健全需、供、保、管科学运行机制等，较为明显地缓解"看病贵、看病难"问题。（2）到 2020 年，我国全面建成小康社会和和谐社会。该阶段要着眼于"改"字，啃硬骨头，打攻坚战，着重落实规划内容，建立和完善一系列体制机制，推广试点中证明是行之有效的政策举措，通过普适制度、普适技术和基本药物，完善医疗保障体系，确保实现人人享有基本卫生保健的目标，切实做到让老百姓看得起病、看得好病、尽量少得病，不仅彻底解决"看病贵、看病难"问题，而且明显完善医疗保障体系，确保实现人人享有基本卫生保健的目标。（3）到 2030 年，全国范围内基本完成工业化和城市化，人口老龄化接近高峰期，经济社会进入更高发展阶段。该阶段要着眼于"升"字，重预防，促竞争，抓完善，着力实现需方的自主化和理性化、供方的竞争化和多元化、保方的社会化和一体化、管方的间接化和服务化，切实让医疗卫生服务的重心落在健康上。

在上述原则的指导下，为了实现上述目标，建议借鉴美国等国家的医改经验，将总体改革方案适当细分为若干个哪怕是几百个项目，进行具体化研究，或许可以收到更好的效果。当我了解到 2007 年上海世界特奥会执委会为开好盛会制定了总体方案、74 个专题方案和若干个实施办法，便很是感慨。我想，如果都能以这样的态度和过细的工作对付难题，那么难将不难也。

六

如上中篇所述，在病与医的发展历程中，医学发展的一项规律是以人为本；相应地，医疗保障制度的设计也同样要以需为本。既然需方是整个医疗保障制度的基础，相对供、保、管三方，又是最弱势的一方，缺乏与另外三方讨价还价的能力。那么，应该怎样明确需方的权、责、利？我认为，以需为本，就是要将维护人民群众健康作为建立医疗保障制度的最主要目标，作为衡量医疗保障体系成败的最关键尺度；就是要把患者看做有血有肉有个性有尊严的整体，全面考虑其生理、心理和社会需求，予以人性化关怀；就是要通过一系列政策举措，确保其享有宪法规定的健康权。同时，在制度设计中，要确保需方承担必须应尽的义务，否则，将因责任缺失而面临"生命无法承受之轻"！

1. 近期目标（2007—2010年）：需方普遍享有接受医疗卫生知识的权利

要大力开展医疗卫生知识教育，使全体国民都能关心健康、了解卫生知识和医疗体制改革进展情况，明确自己的义务和权利。特别是要宣传正确的卫生习惯、饮食习惯和卫生文化、健康文化。比如，一定要向国民讲清楚并非越贵的药越好，越先进的药越好。我国太湖等不少地区出现了严重蓝藻问题，我曾笑着问一位医药专家：人类滥用抗生素会不会也得"蓝藻"病呢？没想到他一脸严肃地说：即使多打点滴，也会带来严重的副作用和破坏免疫功能，这可是关系到中华民族健康可持续发展的大问题，处理不好，甚至会回到"前青霉素时代"。建议开设专门的电视和广播频道，宣传医疗卫生知识。哈佛大学公共卫生学院教授刘

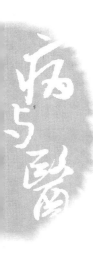

远立先生告诉我：美国就有这种类型的非营利性电视台，效果相当好。同时，要从幼儿园开始，增设健康教育课程。

2. 中期目标（2011—2020年）：培育需方"四项权利，四大义务"

所谓四项权利，**一是没病时，享有基本预防保健的权利。**未来一段时期，城乡居民应享有更好的预防保健，传染病防治要进一步加强，生活环境和工作环境要进一步改善，争取少得病。**二是生病时，享有化解疾病风险的权利。**一方面，享受安全、有效、方便、价廉的基本卫生医疗服务。另一方面，享有基本医疗保障，有能力、有渠道化解疾病风险带来的经济风险。**三是治病时，享有"以脚投票"和人性关怀的权利。**实现患者对医生从"求"到"选"的转变，患者能够自主选择医院、医生和医疗保险机构，比如，社区卫生医疗服务机构聘用的医生，服务好的我选你，明年再跟你续约；服务不好的可以选别的医生或别的社区的医生。同时，充分享受人格尊重和人文关怀，有效缓解心理恐惧和精神紧张，增强战胜病魔的主动性和信心。刘远立教授告诉我："只有病人被当做有思想、有能力的个体，并具有他们自己有效的理解和解释时，有效的治疗才可能得以展开。"前些年我曾考察过加拿大的医院，院区色彩活泼，装饰大方，辅有咖啡厅等设施，与国内许多医院死气沉沉的氛围大相径庭。因此，大到诊疗方案的设计、执行，小到病房走廊扶手、一把座椅、一个挂钩、一部电话的设置，均应考虑病人的感受与需求。同时，在投保时，参保人可以根据各个保险基金的管理服务情况，自主选择参加哪个保险基金。**四是全程享有知情的权利**。能够通过政府权威网站、医疗电话等途径，全面了解健康知识、卫生政策、医疗机构状况、医生技能特长、基本药械价格以及社会保险基金的运行管理等信息，将维护健康的权利掌握在自己手中。

所谓"四大义务"，**一是爱护自己身体的义务**。世界卫生组织指出，影响个人健康和寿命有四大因素：生物学基础、环境因素、保健设施、行为和生活方式，其中行为和生活方式因素对健康和寿命的影响占60%。不良生活方式和有害健康的行为已成为危害人们健康、导致疾病及死亡的主因。现在很多病是不科学的饮食习惯造成的，要从日常生活入手，自觉改进。当然，现在越来越多的人们不再"大吃大喝"了，但在用药上仍然"大吃大喝"，大量用药，用高价药、进口药；只知治，不知防；只讲有效的一面，不注意药物副作用的另一面，这是不行的。我在英国时听到这样一件事，英国几十名年轻医生联合发出呼吁，建议英国政府的免费医疗服务不保障因吃得太多引发疾病的医疗费、因抽得太多引发疾病的医疗费、因玩得太多引发疾病的医疗费。理由就是这样因自身不良嗜好引发的疾病不应该在政府免费保障之列。虽然不可行，但却有一些让人深思的道理。因此，要努力做到合理膳食，适量运动，限烟限酒，主动防疫，提高自我保健意识，养成健康文明的生活方式，真正做到"无病先防，有病早治"。**二是依法参加基本医疗保障的义务**。依照法律规定，参加基本医疗保障并履行义务，及时缴纳基本医疗保障费。**三是承担一部分医疗费用的义务**。自觉承担自负部分的医疗费用，努力节约开支。

四是遵守有关规定的义务。比如，生病先找社区全科医生，如果疾病超过社区医生诊疗范围，再逐级向上转诊，等等。

3. 长期目标（2021—2030年）：培育知情理性、权责并重的需方

既享有权利，又履行义务，既考虑当前，又兼顾未来，既重视治疗，更重视预防，既爱护自己的健康，又尊重别人的健康，并把这种权利与责任并重的意识升华为一种习惯，内化为一种潜意识、一种建立在理性基础上的社会意识。

七

要实现需方上述权利与义务，深化供方改革即医疗服务体制改革无疑是十分重要的。那么，如何改革医疗供给体制呢？我认为，一是要在吸纳国际经验、结合本国国情的基础上，总体规划。二是采取问题导向型研究方法，对症下药，有步骤、分阶段地予以解决。政策实施前，要进行综合试点。试点不应只成为推广的前奏，而是允许试错，要把侧重点放在通过试点优化完善方案上来。三是近期要实施一些易于执行且影响较大的措施，来增强人民群众对医改的信心。总之，要形成优质可及的网络化医疗卫生服务体系。

1. 针对"布局不合理"问题，调整医疗服务纵向结构，引导优质医疗卫生资源下移，提高医疗服务可及性和公平性

近期目标（2007—2010年）：规划和试点

首先，按照"实村、精乡、提县、调市、强省"的原则，制定医疗服务体系布局调整规划，明确各级医疗机构功能定位，并着力引导优质医疗卫生资源下移。①实村，即充实村级医疗卫生机构力量，实现每个行政村以及人口500人左右的自然村有一个卫生室，主要负责小病治疗和公共卫生。村卫生室最贴近农民，农民头疼脑热到村卫生室就诊，往往最省事也最省钱。要尽量做到农民小病不出村，并鼓励村医跨村上门诊治。政府可适当为村卫生室补助建房资金和提供听诊器、血压计等小型医疗仪器设备。村卫生室也有义务向政府卫生管理机构提供疫情以及公共卫生情况报告。对村医提供的公共卫生服务，政府应适当予以补助。鼓励乡卫生院向村延伸举办卫生室。鼓励和引导其他有执业资质的医生在村里按规定行医。②精乡，即将一定资源投向乡卫生院，并逐步突破按行政区划设置乡卫生院的体制，按照辐射面积、覆盖人口及距离县城远近三个主要指标，确定卫生院的位置和规模，多减少补；卫生院主要具体负责该区域公共卫生，辅以常见病、多发病治疗及做小型手术和急救处置。要提高乡镇卫生院软件水平特别是医务人员素质。③提县，即视所在地情况适当增加人口大县医院数量，避免独家垄断，并着力增强其服务能力，提高服务质量。县医院主要负责区域内基本医疗服务。随着

新农合和新城合制度的建立和发展,农民和县城居民到县医院看病的人数将不断增多。人口大县一般要有两家或两家以上综合医院,以有助于形成医疗机构相互之间的竞争。要尽量做到县乡大病患者少出县,避免因大量到市及市以上医院就医而增加治疗及吃住行等方面的费用。鼓励私立医院和诊所的发展。④调市,即严格限制市级公立医院的数量和规模。当前,市级公立医院基本饱和。我在河南一地级市调研时了解到:基层的病人一般在本县就诊,需要往上转诊的,大多趋向于转到省医院。这一方面是因为交通条件好了,另一方面是因为大家觉得市医院条件不比县医院条件好多少。随着村卫生室和乡卫生院的发展和新农合、新城合制度的建立,到市医院看病人数已经有减少的趋势。因此,今后一个时期,原则上要严格控制市级新建医院,同时,对市医院进行区位调整,按照覆盖人口数量和辐射面积确定医院位置,避免不同区域医院和医生数量比例失衡。规划中,要为私立医院发展留有相应空间。⑤强省,即省级和国家级要精简主办医院数量,提高水平和层次,主要保留教学类、科研类和特需类等高精尖医院,其他医院一律下放给所在城市管理。同时要采取有效措施,引导省会城市等大城市的大医院将优质医疗资源从上级医院向下级、向基层、向农村转移或延伸,鼓励医疗集团的发展。另外,要严格限制公私立医院随意新建和改扩建,其基建、设备配置标准,要严格落实区域卫生规划的要求,既要照顾到一定时期的发展需要,也要充分考虑初级阶段的基本国情。香港安永会计师事务所合伙人胡定旭先生曾参加过香港特区医改,他告诉我:香港基本医疗保障下的医院病房普遍8人一间,而且没有空调。

香港这么好的经济条件、这么热的天气情况尚且如此，我们的乡卫生院、县医院、市医院、省医院，凡纳入医保定点的，要注重搞好基本建设，不应一味贪大求高，超标建设。

其次，科学设计到乡、县、市、省和国家级医院等不同级别医院就医的医保合理报销比例。一般而言，就医医院级次越高，报销比例越低。而且县与市及市以上的比例差距要拉得大一些，尽可能把病人留在基层。

第三，着力引导医疗资源下移。①大医院闲置或过多的医疗仪器设备要通过资产划拨方式向乡卫生院、县医院转移。②组织国家卫生服务团下基层服务。现行政策要求医生下到乡卫生院帮助工作，但考虑到他们的专长在于治疗疑难重症，根据不同级次医院职责分工，国家卫生服务团以下到县级医院为宜，主要任务是提高县医院诊治水平。③鉴于目前医学院校每年毕业50多万名学生，却只有5万多人真正从事医疗服务工作，同时乡卫生院却只有1.6%的医生受过医学院校本科教育的情况，为吸引医学院校毕业生到乡卫生院工作，可尝试在严格签订服务合同的前提下，经双方协商，按治疗患者数量或治愈率等指标给予工资外奖励或补助。④农民孩子报考医科院校，毕业后有志定点回乡卫生院或村卫生室服务一定年限的，可享受适当降低分数线和减免学费、助学贷款的待遇，相应支出由财政承担。⑤中央财政可研究同地方财政配合专门设立一笔基金，对具有本科以上学历和具有较高技术职称的医生，到较为困难的县医院以及到乡卫生院、村卫生室工作给予专项补助。医生职级越高、就医的环境条件越艰苦，补助金额越多。⑥对乡村执业医生实行每年培训一次的制度，经费由财政负担。

第四，根据上述规划原则，在东中西部地区各选择一个省份进行试点。

中期目标（2011 — 2020 年）：推广和深化

一是医院布局调整工作在总结试点经验基础上向全国推广。具体操作中，可根据急缓程度分别推进。

二是形成一套完备的引导支持医疗资源下移、医务人员到基层工作的激励约束机制。

三是积极推广远程医疗合作。在技术水平允许和费用开支合理的前提下，鼓励和引导基层医院与大城市医院结对子，遇到自身不能解决的病症，通过远程信息技术共同会诊。

四是发展医疗集团，把 30% ～ 50% 的基层医院交给大医院委托经营。国家食品药品监督局同志告诉我：前几年，燕山石化所属医院一直管理差、水平低，群众意见很大，现在委托给凤凰医院集团来经办后，在职职工、离退休人员、当地老百姓普遍叫好。企业不仅没有多花钱，而且开始有了收益。围绕医院运营，要大力推动以下四个方面的商业化进程，并促进医院经营从中获益。①管理服务。医院是服务行业，管理能力是核心竞争力。要建立若干医院管理公司向医院提供各类管理服务，保障医院能够不断降低成本，提高质量和运营效率，从而创造效益。②资产投资。一定角度看，医院也是资本密集型产业。可探索成立若干医疗设备租赁公司，对各类医院出租大型设备，提高设备使用率。③采购服务。建立若干专业的采购公司负责向医院提供基本药物医械以外的药品、耗材、日用品等各类商品的采购服务，以降低

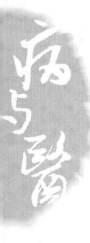

医院的运营成本，提高医院吸收保险公司客户的能力。④医保联营。要在试点基础上推广医院集团同商业保险公司合作，向自己服务区域内的居民提供医疗和保险服务。美国著名的恺撒医疗集团就是这样一个典型案例，该集团是美国最大的非营利性医院集团，随着医院数量的不断增长，集团建立了自己的保险公司，为其服务对象提供全面的医疗和保险服务。恺撒的模式有效解决了保险公司和医院利益对立的问题，在自己内部建立了有效控制医疗费用的机制，在保障优质廉价医疗服务的基础上创造了商业利益。

五是在边远地区推广家庭小药箱制度。世卫组织的张小瑞女士告诉我：蒙古国平均每平方公里才一个人居住，建医院非常不现实。为了解决农牧民的就医问题，蒙古国实行了小药箱制度，即医院在每个家庭放一个小药箱，里面有常见病的基本用药和使用说明，并特别配有相当大比重的蒙药，针对性强。农牧民生病时可按图索骥用药，不清楚时还可以及时打电话询问，医生每年去查询一次，没用的不收钱，用了再补充，临时需要可打电话及时补充，效果相当好。我们也可以在某些边远区域推行这一制度。

长期目标（2021 — 2030 年）：完善和提升

构建各级医疗机构布局科学、层次清晰、城市农村医疗资源分布合理、水平相近的格局，促进基本医疗服务均等化，大大提高医疗服务的公平性和可及性。

2. 针对"结构不协调"问题，调整医疗服务横向结构，合理划分医院、社区、急救站、检查中心、药房的职能

（1）近期目标（2007 — 2010 年）：规划和试点

应该指出的是，由于县乡村三级人口多而医疗服务机构数量有限，结构问题不突出，该项工作主要针对的是市及市以上的医疗服务机构。中篇对如何建立合理的医疗服务结构已经作过一些论述，应结合中国国情进行借鉴和创新。

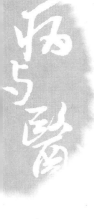

一是明确医疗卫生供给体系的结构调整思路。即重病上医院、小病在社区、急病呼急救、大检去中心、买药到药店。①医院要逐步去掉一般门诊，主要负责住院治疗和转诊门诊，一般病症应依靠社区卫生服务机构。②扶持社区卫生服务机构发展，实现"小病在社区、康复在社区"。一般说来，大中型城市一个街道办事处或 3 万— 10 万人口要有一个社区卫生服务中心，及若干与之配套的社区卫生服务站。社区卫生服务机构主要从政府举办的一级医院、街道卫生院和部分二级医院以及各单位医务室改造而来，主要负责健康教育、计划免疫、妇幼保健、传染病和慢性病预防控制等。鼓励大医院垂直整合或延伸举办社区卫生服务机构，通过产权纽带组建医院集团，向下输送高等级医院品牌和管理模式，增强患者对社区卫生服务机构的信任和认同。这样，既有利于提高社区医疗水平，也有利于减少大医院门诊量，使大医院集中精力看大病和疑难病症。社区卫生机构要着眼于转变服务观念，提高服务质量，实现服务对象从病人个体向社区群体转

变，服务内容从单纯的医疗服务向预防为主、防治结合的综合服务转变，服务过程从断续的医院服务向连续的终身卫生保健服务转变，服务方式从被动等待病人上门向病人电话约请、主动走进社区家庭转变。本阶段，要实现社区用药主要使用基本药物。③建立健全急救体系。急救体系分为三部分：急救中心、车辆中心和急救站。急救中心设立专门电话接受患者呼救，并负责救护车辆和医护人员调度；车辆中心按照覆盖面积和人口数量配备救护车，负责运送病人；急救站依附于医院，可通过对医院急诊室进行改造等办法解决，其职能要从急诊转变为急诊与急救相结合，以适应服务对象从一般病人转变为具有紧急生命危险病人的需要。如前所述，捷克急救站遍布全国，急救站建设水平和服务标准全国统一。这样的急救体系显然是高效的。我认为，我国的急救体系建设要延伸到县、乡，且各级急救站应达到国家统一规定的标准。同时，探索建立重大意外伤害事故紧急救援机制，解决急救站因救治无主病人造成的部分欠费问题（具体内容后面将予专门阐述）。④开展组建检查中心的试点。就公立医院而言，一般除配备紧急疾病必需的检查设备外，其他大型检查设备集中到检查中心。这样，一方面可以避免重复购置大型设备，实现资源共享；另一方面也有利于切断医院和大型检查之间直接的经济利益关联，防止过度检查。我在调研时，许多人支持这个思路，但也有不少人提出许多具体问题，如医院已有的大型仪器设备是贷款购买的要还贷怎么办？检查中心的检查结果可靠性如何？出现医疗事故纠纷如何划清责任？等等。我想，这些问题都是可以在试点中探索出解决办法的。建立检查中心可先从医院自身做起。

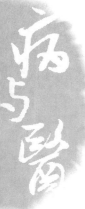

现在不少大医院科室都在竞相上大型检查设备，彼此分隔，对此要先予整合。然后，再有计划、分步骤、巧选择地逐步整合各医院间的大型检查设备。这方面澳大利亚有许多成功的经验，我们应很好地学习借鉴。同时，要建立一系列相关的规章制度和整合机制，确保试点平稳推进。⑤实行医药分家，切断医院、医生与药品销售之间的直接经济利益联系。目前，欧洲、北美、南美各国以及亚洲的日本、韩国等都成功实行了医药分家，因此在这方面他们有很多可供我们借鉴的经验。要完善医院处方面向社会零售制度，病人凭处方既可以直接到医院药房买药，也可以到配备执业药师的社会零售药店购药。考虑到目前各级医院有 40 万执业药师，如果一下子放到社会上，可能会出现各种各样的问题，而且也会造成老百姓拿药不便。综合考虑，就是要采取优惠政策，先做大社会零售药店这一头，让老百姓便于"用脚投票"，在竞争中降低药费。同时，进一步强化社会零售药房的监督管理，严格执业药师制度，没有执业药师的药房一律不得经营处方药。

二是研究制定双向转诊制度。①拉开乡、县等各级医疗卫生机构及社区、医院看病医保报销比例差距，从制度上促使患者尽可能留在基层医治。②制定患者看病流程，对哪类病在社区、哪类病在医院就诊做出明确规定。如果超出规定，个人则须缴纳一定费用或增加个人支出。③探索向上转诊的制约和激励机制及具体的操作办法，该转的转，不该转的予以明确有效的限制。④探索制定该向下转诊的没有转诊或没有及时转诊，医保机构在支付费用时的制约办法和措施，政府主管部门也要实行严格监管并制定惩罚措施。⑤转诊过程中，上级医院在不影响诊断的前提下，要尽量采用下级医院检查检验结果,同级医院之间要普遍实现检查检验结果互认。⑥在城乡居民中宣传这样一个共识:一般情况,若直接到医院看门诊,则违反了正规程序,个人就要承担更多的责任。

三是在东中西部地区各选择一座中等城市进行结构调整试点。

四是考虑到急救站建设有各级医院急诊中心作基础,主要是抓制度和模式转换,建设成本较低,而且建成后对实现医院与社区转诊流程无缝衔接益处很大,可以在本阶段率先在全国范围内完成。

五是夯实社区医疗人力资源基础。没有好的全科医生,社区医疗就是空架子。但目前我国全科医生很少,远不能满足要求。要举办全科医师继续教育培训班,同时,可借鉴北京市社区卫生服务机构实行的"四个一"工程:"下来一批",要求公立大医院中级以上职称有关专业的医生每年下社区服务一段时间;"返聘一批",返聘专业适宜、业务水平较高、身体情况较好、愿意到社区发挥余热的退休医生到社区服务;"培养一批",建立社区卫生各类岗位人员培养目标、培训大纲、培训教材和教学计划;"引进一批",招聘医学院校毕业生到社区工作,引进一批中高级医生,为社区卫生机构开展服务奠定一定的人力资源基础。当然,前面所说的一系列人才向基层倾斜的措施也都应予推行。目的只有一个,即在"十一五"期间,通过提高社区医疗卫生机构人员的素质,让人们信任社区,逐渐依赖社区。有观点认为,应鼓励大学毕业生到社区。对此我不敢苟同。因为没有经过正规医院的工作和训练，大学毕业生直接到社区给人看病是要出问题的。而且还会造成恶劣循环，即病人到社区医院结果病没有看好，以后就不来了；病人不来了，社区医院就没了钱；没了钱，就更没有好的医生愿意去社区医院。

六是改革社区医疗机构补偿机制。我不赞同政府拿钱养社区医疗机构，要以补偿为主、以购买服务为主。国外社区医院基本上都是私营的，我们完全没有以公办为主的。应该更多鼓励具有良好资质、具有丰富经验的医生到基层开诊所。可以是私营的，也可以是合股的。政府购买他们的服务。我实在是担心，一边是政府大办社区医疗机构，但人们却连感冒都不放心去那里看；一边是大医院里排着长长的普通患者队伍去看普通的病。钱花得不少，效果根本不明显，这样的改革就是失败的。因此，改革社区医疗机构补偿机制十分重要。让其"多劳多得"，先利人后富己。

（2）中期目标（2011 — 2020 年）：推广和深化

一是在总结试点经验和建立健全急救系统的基础上，在全国范围内推开结构调整工作。首当其冲的是落实双向转诊制度，特别是推行首诊制，因为经过前段时期的工作，已为实行这项制度奠定了基础。

二是进一步加强社区卫生服务机构人才培养和机构建设，使其大部分成为有吸引力和具备一定标准水平的可信赖单位。要随着人口老龄化的发展，在50%以上的社区推行家庭医生制，提供长期化、人性化、准亲情化的服务。

三是进一步增加全科医生和护理专业人员的数量，提高他们

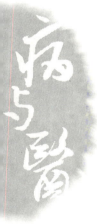

的水平。实现全科医生和全科护士以全日制医科院校毕业生为主的目标。解决护士相对于医生的比例偏低的问题，改变应由护士做的工作由家属或雇工大量代做的现象，提高医疗服务质量。

（3）长期目标（2021—2030年）：完善与提升

促使医疗卫生服务体系结构更加协调，医院、社区家庭医生、急救站、检查中心、药房分工更加清晰，功能更加完善，运转更加顺畅，促进趋高消费变为合理消费，使80%的普通疾病在基层得到解决，为解决人口老龄化和疾病慢性化问题提供合理高效的路径。医院护理从疾病护理向健康护理转变，医院管理从"以自我为中心"向"以病人为中心"转变。

3. 针对"竞争不充分"的问题，打破垄断，鼓励多种所有制医疗机构有序竞争

（1）近期目标（2007—2010年）：规划和试点

调研中，重庆市渝北区傅副区长提出一个"超市论"，大体意思是只有医院相互之间充分竞争，病人选医院和医生就像在超市购物，医疗服务领域诸多问题才能得到根本解决。这话不无道理。为此，近期要抓好的工作：

一是明确思路和规划，为公立医院和私立医院提供平等竞争的空间。要深入研究三个问题：①公立医院、私立医院区别何在？在华盛顿与世界银行专家座谈时，专家告诉我们，公立私立医院主要区别是出资人不同，即公立医院由政府出资兴建，而私立医院由私人出资兴建；除政府包揽型医疗保障模式外，其他医

疗保障模式对公立、私立医院基本一视同仁。我问："公立医院的公益性如何体现？"他们对此一脸困惑，相互讨论后说：公立医院普遍面向一般客户，收费较低；私立医院一般面向高端客户，收费较高；急救站不准以任何理由拒收危重病人；但无论公立或私立医院，都具有公益性。②为什么要发展私立医院？正如中篇论述的，只有公立私立医院并举，才能扩大医疗供给，增强医疗机构相互之间的竞争。我在浙江义乌市调研时了解到，该市有四家公立医院、三家私立医院。私立医院对增加医疗资源，促进有效竞争，缓解居民"看病贵、看病难"的问题具有重要作用。特别在管理机制上，私立医院不仅自身敢闯敢干，而且能够促进和带动公立医院加强管理、改善服务、提高质量。③怎样促进公立和私立医院竞争？其一，促进私立医院的发展，不能走匆匆忙忙变卖公立医院这种"大跃进"的路子。应把发展私立医院纳入政府医疗卫生发展规划，在准入条件、审批程序、税收政策、医生职称评定、医疗保障定点等重要方面与公立医院享受同等待遇。其二，考虑到相对私立医院，公立医院机制不活，退休人员较多，历史包袱较重，政府在承担公立医院必要固定资产投资的同时，应承担这部分人群的基本费用，但不应包揽在职医务人员的工资，他们的收入应通过提供医疗服务由医疗保险基金补偿。财政不能既通过医疗保障补了需方，又承担了供方人员工资。要加快事业单位社会保障制度改革，彻底解决公立医院医务人员的后顾之忧，也让公立医院轻装上阵、平等竞争。其三，要对公立医院试行产权改革，实行委托经营或转为股份制医院。国家要鼓励国有资本、民间资本和外资以联合、兼并、参股、收购、托管等多种方式对公立医疗机构进行重组或改制。其四，强化对医院的监管。义乌市主管卫生的王副市长说："私立医院并非不欢迎政府监管，相反，好的私立医院其实是巴不得政府来监管，因为这样才能真正增强老百姓的信任度。"

二是在东中西部地区各选择一个市或市以上的中等城市试行医务人员多点执业的改革。从调研情况看，目前私立医院发展的一个重要问题是引不进、留不下优秀医务人才。允许市或市以上的公立医院一部分具有一定资质的医生在完成好本职工作之余多点执业，有利于提高私立医院和基层医疗机构的服务质量和水平。不少国家如巴西、墨西哥、捷克等实行这一办法的效果良好。但世行专家也提醒我，多点执业或许会影响医生本职工作质量和效率，还必须加强医院内部管理和医疗市场监管。

（2）中期目标（2011—2020）：推广和深化

一是进一步总结完善推广鼓励公立私立医院进行竞争的改革措施。鼓励开办私人诊所，与乡卫生院和城市社区卫生服务机构展开竞争；县、市、省会城市，举办有一定数量和规模的私立医院，与公立医院进行公平竞争。

二是对经营不善的公立医院，加大改制力度，鼓励社会力量投资入股。在改制的同时，对于医院的政策改革要同步配套，如固定资产评估、职工安置、内部管理体制和运行机制、内部核算、分配制度等。

三是如果多点执业试点证明有效，可在全国市及市以上城市推广。

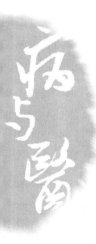

（3）长期目标（2021 — 2030）：健全与完善

形成整个医疗体系公立、私立医院并举、良性有序竞争的局面，促进医疗服务费用的降低和医疗服务质量的提高。

4. 针对"管理不科学"问题，加强激励约束机制建设，实现岗、责、利相统一

（1）近期目标（2007 — 2010 年）：规划和试点

一是改革国家对公立医院的补偿制度。当前有一种提法，认为对公立医院搞"收支两条线"即可促使公立医院回归公益性，但实际上未必如此。我在河南商丘调研时，询问市财政局局长："搞收支两条线，你认为财政承受得了吗？"财政局长摇头说："改革后，医院没了动力，收得少，支得多，我哪里包得起来呀！"问市公立医院院长："把公立医院收支管起来，让医生领公务员工资，哪怕高于公务员一定幅度的工资，大家愿意吗？"院长立即说："这样好医院哪里还有积极性，愿意干的恐怕只会是一些医术和效益都较差、入不敷出的医院吧！"又问卫生局局长："医院收支那么复杂，你能全部控起来吗？"他思考一会儿说："一下子难以厘清，那么复杂的收支，管理很难跟上。"其实，这一问答内容在其他地区调研时也基本大同小异。严格地讲，"收支两条线"是财政对预算外资金从不管到管的一种管理办法，财政并不负责对收支差额进行补助。因此，现在所讲的所谓"收支两条线"实际上是收支完全脱钩的全额预算管理，这种方式要求对预算单位有一套严格的管理考核办法，对其收支进行严格核定。

但是，在公立医疗机构占绝对垄断地位的情况下，由财政对所有公立医疗机构全部实行全额预算管理，不仅因为工作量太大而难以实现，而且也将遭到效益较好的医疗机构的反对，影响其积极性。那么，财政到底该管公立医院什么呢？在取消药品加成后，国家应承担公立医院必须的基础设施建设、房屋大修、设备购置、离退休人员费用、大型医院的学科建设。对于公立医院的人员经费和公用经费等经常性支出，属于公共卫生服务领域的，政府要根据其提供服务的质和量以及相关成本给予合理补偿，避免延续现有的"以医养防"问题；属于医疗服务领域的，应通过医疗保障以及个人付费的方式，由服务收费补偿。当然，为防止发生日本曾出现的欠发达地区"有医保无医院"的现象，对偏远落后地区县医院和乡卫生院因病源不足无法正常运转的，在科学布点和严格核定的前提下，可研究由财政适当补助。公立医院改扩建和大型仪器设备购置，必须经过卫生管理部门、发改部门、财政部门、医疗保障部门等共同研究论证，或设立一个由相关部门牵头、有关公私立医院专家和参保人员代表共同组成的专门委员会进行审议。严禁公立医院未经审批，贷款搞改扩建、购置设备以及利用医院盈利搞房地产等非涉医产业。

二是改革以药补医制度，取消医院药品销售差价。需要指出的是，药品加成政策并不是我们的"专利"。捷克也搞药品加成，原来加成为38％，近来降至26％。我曾问捷克卫生部一位高级官员："你们这一政策是否也导致了医院开大处方、高价药？"对方笑着回答："从理论上讲，药品加成会导致医生开大处方、高价药，但是我们的医生似乎不敢这样，因为政府和保险公司有严格的监督管理措施。一旦被查出来，不仅得不偿失，还将无地自容。"由于体制和监管等多方面原因，以药补医制度确实成了导致我国医生开大处方、高价药的直接原因之一。义乌市公立医院院长告诉我：在现行制度下，一名好医生的内心其实很痛苦。一方面要增加收入，不得不开大处方；另一方面，把时间放在研究如何开大处方上，既昧良心又费精力。改革这种制度，有利于医生全心全意为患者提供医疗服务，同时降低医疗成本。①改革以药补医制度可以分三步走：第一步，将药品零售价与成本比逐步降至国际通行水平。第二步，取消社区卫生服务机构和乡卫生院、村卫生室药品差价，这样，既有助于增强社区卫生服务机构的吸引力，又能够适当缓解有关矛盾。第三步，取消医院药品差价。②医院下一步取消药品差价的补偿来源有三个方面：一要自己承担一部分，因为由大处方、高价药虚增的那部分理应由医院自身消化；二要适当调整医疗服务收费，使技术含量高的服务逐步得到正常补偿；三是作为替代，财政负责公立医院必须的固定资产投资。如果上述措施还不能弥补医疗机构的合理支出，作为过渡性办法，可考虑由财政根据医疗机构服务量等指标在测算和考核评估的基础上，结合对医院的综合改革，在一两年内给予适当补助。

三是探索完善医院内部管理制度。出访捷克期间，我们曾问卡洛维发利城市中心医院院长："怎么调动医疗机构服务人员的积极性？"他一听这个问题就笑了，然后说："这个问题比较难，关键是要用经济手段来激发员工的积极性，这不仅在捷克如此，在周边其他国家也是如此。但捷克规定，医务人员有最高收入限额。"我也曾同哈佛大学教授萧庆伦先生谈及此事，他说："中国医院现在有一个潜规则，即每个科室要完成一定的任务，取得收入、奖金、晋级都靠这个。这种机制不是为人民服务的。要实现一个根本转变，建立评估指标体系，健全评估机制，使医院从追求收入转变为追求服务数量、质量和老百姓的满意度。"我同欧盟委员会内部市场与服务委员查理·迈克里维率领的代表团会谈时，他的一位瑞典籍同事告诉我："瑞典的办法很多，其中之一就是按医生服务病人的次数及质量计酬。"但迈克里维先生马上反对说："我的国家爱尔兰实行过这个办法，开头很好，但二十年后就不得不改掉了，原因是如果你头疼，医生可以让你反复来多次，就是不认真诊治，以便谋取更多的报酬。"他的话音刚落，另一位同事接着分析说："瑞典的办法是对的，之所以此好彼坏，关键原因是在瑞典看病需要个人缴纳一点费用，而在爱尔兰不用。如果没有制约关系，再好的制度也没有好的结果。"其中道理让我深思不已。综合分析，我认为，中国完善医院内部管理制度的基本思路是：①医院的服务范围、项目、科室设置均需严格审批，不得超范围服务。执业医师、护士、药师等专业技术人员必须具备执业资格，方能上岗。②改革医院人事制度，全面实行聘用制，鼓励医疗机构服务人员合理流动，建立能进能出的用人机制。同时，要像支持企业改革建立社保制度一样，建立事业单位社保制度，支持医院等事业单位改革。③明确出资主体，明晰医院所有者和经营者权责，逐步试行所有权和经营权分开，加快建立现代医院法人治理结构。无论公立医院还是私立医院均可实施董事会领导下的院长负责制。董事会由医院所有方及医疗保障机构有关人员组成，医院重大决策由董事会负责。院长实行聘任制和任期制，负责医院的经营管理。④医院的组织机构和服务实行严格的岗位责任制，以诊断准确率、治疗成功率、并发症发生率、病人满意度作为主要指标考核医院和医生，岗、责、利统一，拉开收入档次。特别是要在实行保方选医院的基础上，实行"病人选医生"的制度，被病人选得多的医生工资高，被病人选得少的医生工资低。⑤加强医院内部标准化、流程化管理，提高医生工作效率。

四是近期要在东中西部地区各选择一个中等城市，取消以药补医制度及开展医院内部管理机制改革试点，发现问题，完善办法，总结经验。

（2）中期目标（2011—2020年）：深化和推广

一是在试点基础上，全面推广医院管理机制改革。

二是总结试点经验，在全国范围内取消药品差价。

三是对医疗服务价格形成机制进行改革。哈佛大学萧庆伦教授说："中国医疗服务价格一般只占劳务成本的1/3，价格形成机制扭曲，这是导致'看病贵'问题的重要原因之一。如果不彻底改革医疗服务价格形成机制，合理提高医疗服务价格，医院和医生给病人看病和动手术就会亏损，难以生存下去，就会想方设法赚钱。"医疗服务价格形成机制改革的思路是：中期前5年，对医疗服务价格进行市场化改革试点。对属于准公共产品的基本医疗服务，要准确界定，由政府指导定价，定价方法可遵循"成本＋微利"的原则确定，在此基础上，医院可以根据供需情况进行一定幅度的调整；对属于私人产品的特需医疗服务价格，可根据市场供求情况确定。如果试点成功，中期后5年可以在全国范围内推广。

四是提升医院院长的管理能力。选用管理能力强的人员担任院长。对在职院长分期分批进行脱产轮训，进一步提高其管理能力和水平。

五是进一步加强卫生管理教育。在大学设置卫生行政管理学院，既开设医学基础课，又开设管理、法律、心理学等课程，培养复合型职业管理人才。

六是大力推广"日间手术"，让有些病种的患者在一日内或尽可能短时间内完成入院、检查、手术、出院全过程。组建日间手术中心。

（3）长期目标（2021—2030年）：健全与完善

医院管理形成激励约束相统一，岗、责、利相结合的机制。医院运行目标实现由追求收入多少到诊断准确率、治疗成功率、并发症发生率、病人满意度等的根本转变，如诊断准确率应达到世界平均水平55%以上。

5. 针对"药械费比高"问题，健全国家基本药物等一系列制度，并大力扶持中医药发展

（1）近期目标（2007—2010年）：规划和试点

药械费用在整个医疗费用中占比过高的问题，既与以药补医制度有关，又与诱导高消费可使医院医生多得报酬的体制机制有关；既与人们盲目认同价高就一定质优有关，又与我国基本药物

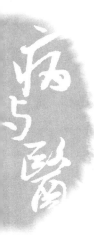

制度等一系列制度尚不健全和完善有关；当然，最重要的是与管理机制不健全、监管不到位有关。在改革药品加成留用制度、逐步建立医疗服务价格合理形成机制和加强监管的同时，还要研究实行以下制度和政策措施：

一是健全国家基本药物制度。当我咨询捷克财政部一位高级官员对中国医改最主要的建议时，他沉思了一会儿郑重地说："我认为中国这么大，一定要明确基本药物目录，而且确保基本用药国产化。"我觉得这是一个十分具有针对性的建议。当前，国家基本药物目录存在职能部门各念一本经的问题，应由一个部门牵头会同有关部门组织专家抓紧进行遴选和修订；医疗保险、新农合、新城合可报销药品目录、医疗机构用药目录要逐步统一起来。特别是目录药物应为国产药或过了专利期的国外仿制药。我知道做到这一点非常不容易，但一定要这样做。不能眼睁睁看着别人赚去不该赚的钱，还影响我国医药工业的发展。不能忽视对民族医疗产业发展的支持，未来我国的卫生支出还将继续增加，但增加的不应该只是跨国公司的收入，而应对自己的产业形成强大拉动力。我到天津调研时，一位市领导告诉我，前一天他被各种电话和不速之客闹得一刻不宁，原因是他在主持制订天津市基本用药目录时，明确所有基本用药皆为国产药，这使得一天之中至少有10家国外医药公司代表及使领馆来电话说情，甚至有人还讲带有威胁性质的话。但该领导同志说：饶是如此，无怨无悔，这是民利所系、大势所趋。我不由肃然起敬。对基本医疗器械，也应按照这个原则处理。

二是大力调整药品成本价格比。我国现在药品的零售价与成本比仍然较高，有的高达几十倍，而国际通行的比价为2—3倍。要下大力气将这一比价降至国际平均水平。要对零售药特别是基本药物制定零售价格，对麻醉药品和一类精神药品制定出厂价和零售价，对其他大多数处方药品实行政府指导价，设定最高限价。要同药同名，同质同价。不能一个功效的药有几十个名字，有多少个名字就有多少种价格。同时，解决确保用药安全等技术问题，新的人用药、生物制品和大型医疗设备进入市场前要进行严格审核，保证产品的纯度、质量、安全性、有效性及其标识的准确性。

三是制定扶持中医药发展的规划和政策措施。中医药是中华民族的瑰宝，对不少病症的治疗具有简、便、廉、验等特点。随着我国人口老龄化的加剧和慢性病增多，更应注重发挥其重要作用。基本药物目录中要有一定比例的中药。我国唐代《千金方》收方五千三百个，宋代《圣济总录》载方近二万个。可惜到了金元变制，医学由嬗变而萎缩，到了清代更是删繁就简，医界形成了"熟悉汤药三百付，不会开方也会开"的"常识"，多少无价之宝被随手抛弃了。我认为应利用现代科学手段，重新研究开发我国的中医药宝库。同时，重新规范中药的用药标准和完善检测标准与手段。传统的膏丹丸散是中医药的特色所在，也是老中医多年行医经验的精华。因此，对于如何发挥中医药的特色和优势，要认真研究，拿出一个切实可行的规范方案来。

四是在医保制度设计中分出报销比例梯次，非基本药物报销要受到严格限制。要进一步明确哪些是不能报销的自费药。

五是制定各类医疗机构可以提供哪些药品的指南。比如，村卫生室主要使用什么药；乡卫生院和社区卫生服务机构要尽可能使用基本药物；县及县以上医院使用基本药物和基本医疗器械则需分别达到一定比例；等等。加强对医务人员处方的监控。

六是关于过度利用医疗器械导致的高消费问题。首先，要明确医疗机构配置医疗器械的标准；其次，要明确单个病种适用的医疗器械，避免滥用医疗设备，超高消费；再次，应当规定各种大型检查的阳性率，并采取相应的奖惩措施。

七是要加快推进单病种付费和预付制改革，推广各种行之有效的控费办法。

八是规范药品流通领域，增强政府在药品流通管理中的监管功能。

（2）中期目标（2011—2020年）：推广和深化

一是对基本药物和基本医疗器械实行政府定价、定点生产、集中采购、进行直配。或许有人认为搞市场经济就不必由政府对基本药物定价，对此，我不愿讲大道理，只想举一个兰州市民欢迎政府对牛肉面价格和质量进行调控和管理的例子作比较。其理由很简单，因为牛肉面是90%兰州人的早餐，所以政府要管，老百姓也欢迎政府管。同时，政府要保障基本药物和医疗器械生产企业的合理利润或予以适当优惠政策。基本药物和医疗器械要从简包装，定价应在外包装上予以明示。要规范药物使用说明，解决很多药物说明书"说而不明"的问题。要进一步加大采用基本药物和医疗器械必要性、安全性、可行性的宣传力度，消除不必要的顾虑和不正确的认识。明确要求基层医疗卫生服务机构原则上只能使用基本药物，强制规定二三级医疗机构分别使用基本药物和基本医疗器械的比例。

二是随着经济社会和医药技术的发展以及疾病谱系变化,每两年调整一次基本药物和基本医疗器械目录,并根据成本变化对基本药物和基本医疗器械价格进行调整。

三是要制定适宜采用中医药诊治的疾病目录,各级中医院要恢复以中医为主的办院方针,弘扬"望闻问切"的诊断方法,用中医辩证和整体的思维进行有效诊治。中医院70%或以上的处方药必须使用中医药。同时,医疗保险可给予中医诊疗和中药在报销范围和报销比例上的照顾。村乡两级和城市社区卫生服务机构要更多地采用中医药技术,并研究给予专门的优惠政策。另外,要加大科研力度,开发推出一大批质量更高、使用便捷的中成药和针剂。

四是推行通用名方,同时允许药剂师对通用药进行替换,鼓励选择更便宜的通用名药,等等。

五是较大比重实行按病种付费和预付制(按人头付费)等有效控费办法。

六是进一步从严管理各种媒体的药物广告。要加大对隐瞒产品副作用广告的处罚力度。要采取切实措施防止和查处医学科研与制药业产生不正当的关系。

(3) 长期目标(2021—2030年):健全与完善

药品和医疗器械使用与病种病况相匹配,并有自动检测评价系统和机制;基本药物占总体药物的比重达到一个科学稳定适宜的水平;大部分付费实现了有控制办法的付费。病人使用药械的副作用尽可能降到一个低水平,使药械费比高的问题得

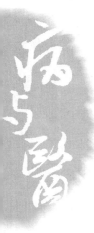

以真正解决。

6. 针对"预防不到位"的问题，从防治结合逐步实现预防为主，大大改善健康保障能力

（1）近期目标（2007—2010 年）：规划和试点

一是研究制定公共卫生服务机构改革方案并试点。总体思路：①村级，由村卫生室按规定开展监测和检查，定期提供疫情和公共卫生状况报告。②乡级，乡卫生院实行防治结合，在县卫生行政部门及疾控机构的指导下，具体承担疾病预防、健康教育、计划免疫、妇幼保健等具体工作。③县级，抓好疾病预防控制中心、卫生监督中心、妇幼保健机构、计划生育技术服务机构等各类公共卫生服务机构的整合试点，精减人员，明确职责，避免多头对外、相互扯皮。④市及市以上，由卫生行政主管部门组织协调公共卫生工作，社区卫生服务机构承办。⑤研究制定并完善财政支持公共卫生机构改革与发展的办法和机制。

二是制定出基本公共卫生服务包并注重可持续发展。服务包范围内的服务，如疾病防疫、计划免疫、妇幼保健、健康教育等，由社区卫生机构、乡卫生院等基层机构提供。

三是针对当前公共卫生领域的突出问题，集中力量予以解决。比如，免费对适合人群进行传染病疫苗注射，疫苗及疫苗注射费由中央财政支付；在全国范围对城乡困难家庭新婚夫妇实施免费婚检、免费孕检和免费住院分娩，降低出生缺陷；针对危害面广、危害程度严重的地方病如大骨节病等，要采取措施抓紧改善生产和生活环境，并免费提供针对性药物；等等。

　　四是加大政府公共卫生投入力度并积极改革投入方式。当前，城市社区公共卫生经费保障机制已初步建立，地方各级财政都要按照社区卫生服务人口及社区卫生机构提供的公共卫生服务的数量和质量安排补助资金，中央财政从 2007 年起对中、西部地区分别按人均 3 元和 4 元予以补助。要随着经济发展、科技进步、疾病谱系的变化、公共卫生服务包的扩大、健康领域的深入研究逐步加大投入，这是公共财政的职责所在。同时，要在农村以村卫生室和乡卫生院为重点，建立公共卫生经费保障体制，并注重城乡衔接。此外，还要特别注意政府购买服务理念的引入和推广，鼓励符合条件的公、私立医疗服务机构在参与提供公共卫生服务、完善相关考核评价办法、强化绩效考核、政府补助资金等方面要与服务绩效挂钩，走出一条从"养人办事"到"办事养人"的转变之路。我认为，我国经济社会发展到今天，已经基本具备不用再通过养人养机构办一般性社会事务的条件了。正如一个人在创业初期什么都自己办，但进入发展中后期就一定要通过合理机制让别人为自己办事一样。为推动"防治结合"，鼓励村卫生室、乡卫生院以及城市社区等基层服务卫生机构和医院与医保机构之间协作开展预防工作，探索将针对个体的公共卫生资金如疫苗注射经费等与医疗保障基金"打捆"，通过医保经办机构统一向医疗服务机构购买。近年来，辽宁省铁岭市政府在城市社区卫生服务机构建设方面做了一些有益的探索。铁岭市规定政府为居民提供 18 个公共卫生服务项目，由政府出资购买，社区居民免费从社区卫生服务机构获得相应的服务。政府按照每人每年

10元的标准购买18项公共卫生服务，其中6元购买服务中心提供的10项公共卫生服务，4元购买服务站提供的8项公共卫生服务。不管是公立的还是私立的社区卫生机构，只要按照规定提供了合格的公共卫生服务，均可得到政府的补助。为提高政府补助资金的效益，铁岭市政府还与社区卫生服务机构签订服务协议，并制定了详细的考核办法，采取专家评审、部门考核与社会满意度评价相结合的方式，定期对政府购买的公共服务项目进行量化分解，考核评价，并实行动态监管，收到了良好成效，应大力总结推广。

五是制定人性化医疗和护理规范，尤以有效避免手术后并发症为要。

六是制定和完善各种工作场所的光线、通风、化学物质危害程度等工作环境卫生标准及特殊环境下必须采取的防护措施要求。

（2）中期目标（2011—2020年）：推广和深化

一是在总结试点经验基础上，在全国范围内大力推进公共卫生机构改革。我国公共卫生机构的人数是美国的十几倍，要很好地予以整合，提高效率。要将疾病预防控制机构、妇幼保健机构、计划生育技术服务机构等公共卫生机构进行归并，精减人员，并首先实行省以下垂直管理，使之高效迅捷运转，所需经费由中央和省级财政负担；条件成熟时，实现公共卫生机构全国垂直统一管理。

二是推广人性化医疗和护理规范，明显缩减术后住院天数，特别是并发症发病率。

三是实施健康工程。内容包括：①结合全民医保制度建立，对60岁以上老人建立健康档案，实现医防合一。大力开展对高血压、糖尿病、心脏病、精神疾病等慢性病的流行病学监测、行为危险因素监测和信息报告工作，为慢性病患者建立健康档案和实行定期体检。②在全国范围内免费发放避孕药具。③切实加强食品市场监管，确保老百姓喝上干净水，吃上放心菜。④全面推进农村改水改厕工作，使垃圾粪便处理不产生新的污染。⑤切实加强药械市场监管，特别是严格新药审批，使人们用上货真价实的药械。财政要加大投入，相关部门要推广网络注册管理，抓好占市场80%以上的前几百家药品、药械生产企业。这件事我和国家食品药品监督管理局有关领导专门探讨过，他非常赞成。他说：现在几千家药厂，但前100家就占了市场份额的30%。抓住大户，就等于抓住了牛鼻子。⑥强制落实工作环境卫生标准及特殊环境下必须采取的防护措施，对不达标者勒令整改；将健康教育科学规范纳入幼儿园、小学、初中、高中、大学教育课程，让健康理念深入人心；等等。⑦扩大政府对传染病患者免费救治的范围，加大政府救助力度等。原则上县以上必须有专门的传染病医院及精神病医院。

四是明显提高基层疾病预防控制机构的流行病学调查、疫情监测、现场处置和实验室能力。

五是强化传染病疫苗研究开发工作，国家投入力度不断加大，科研成果不断投入实际运用。

六是进一步加大政府支持公共卫生的力度及推广购买服务的力度。

七是探索医疗为主向预防为主、以人人享有健康为目标的转变之路及具体操作办法。

(3) 长期目标（2021—2030年）：完善与提升

城乡居民普遍掌握防病常识，自觉养成锻炼身体、维护健康的习惯。公共卫生服务机构运行高效迅捷有力，服务能力不断提高，服务范围不断扩展。保险机构通过完善保险基金支付办法，进一步促使医疗机构走预防为主的道路。不仅人人享有基本卫生保健，而且能够"无病早预防、小病早发现、大病早治疗"，基本实现人人享有健康的目标。

最近，我看到一则报道讲，高福利国家挪威出资把国内的老年人和体弱多病者转移到地中海边的西班牙进行疗养治病。不仅因为那儿费用相对低廉，而且因为那儿的气候有利于老年人和体弱多病者的康复。我希望经过20多年的努力，一方面这种未来对中国人来讲也不再是梦，另一方面我们能吸引相当数量发达国家的人民来我国疗养治病。

八

从前面的分析看，看病难，难在医疗卫生资源短缺与配置不合理并存；看病贵，贵在医疗费用上涨过快而且个人负担比例高。解难抑贵，一方面，需要改革医疗服务体制，推动合理有序竞争，遏制医药费用过快上涨势头，提高医疗服务的公平性和可及性；另一方面，也需要建立并逐步扩大"风险池"，化解医疗风险及其导致的经济风险，让老百姓能看得起病。今后一段时期，政府要进一步加大立法、管理和投入力度，建立健全多层次的医疗保障体系；发挥多渠道筹资功能，促进医疗保障制度从低级形式向高级形式转变，从单支柱向多支柱转变，逐步向建立城乡一体化、以社会医疗保险为主体的多层次医疗保障体系的目标迈进。

需要强调的是，目前我们正在建立的全民医保制度，并非指全民医疗保险制度，而是指全民医疗保障制度。主要原因是未来一段时期，有固定收入的人口比重仍需进一步提高，按劳资双方付费方式的医疗保险制度不可能一步到位。对大量农民、城市非就业人口、灵活就业人口等，还需靠家庭掏一点、集体拿一点、国家补一点的新农合、新城合制度来保障。同时，进一步完善医疗救助制度，加快发展商业医疗保险制度。因此，总的原则：一是多重制度同时并行，先实行全民保障，再逐步提高保障水平；二是汲取部分发展中国家由于医疗保障水平和标准定得过高而难以为继的教训，留有余地；三是制定衔接办法和措施，架设一座从低级保障形式向高级保障形式过渡的桥梁。具体而言：

1. 近期目标（2007—2010年）：扩展现有医疗保障制度覆盖面，建立全民医疗保障制度框架

一是积极推进和完善城镇职工基本医疗保险制度。①扩展覆盖面，力争在"十一五"期间覆盖城镇一定人数以上单位及企业的所有就业人员。坚定不移地将所有公务员和事业单位职工纳入

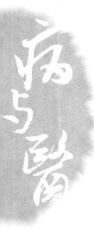

城镇职工基本医疗保险制度，实现全国一盘棋。通过资产变现、主管部门帮助、政府资助等多种方式，解决关闭破产和困难国有企业退休人员参加城镇职工基本医疗保险问题。②逐步实行立法强制参保。参照国际经验，可以先对50人以上用人单位规定要强制参保，依次推进到20人以上用人单位强制参保，最后到5—10人以上单位强制参保，为将所有有稳定收入的就业人员纳入城镇职工基本医疗保险制度奠定法制基础。③合理调整参保人个人负担医疗费的比例，减轻参保者经济压力。④逐步取消个人账户，并将个人账户资金纳入统筹基金。实行大病与小病统筹。现行个人账户并未实现其设立初衷：不能有效发挥风险池作用，相当于把个人的钱从工资卡里划到医疗卡自己花，白白浪费了管理成本；况且账户里的钱数量不大，一辈子的积累往往无法抵御一次大病的风险。哈佛大学萧庆伦教授对我说："个人账户制度负面效果明显，应予取消。当年搞个人账户是为了让老百姓看到自己交的钱在账户里存着，放心，愿意参加医疗保险；现在看来，还是应该用医疗保障的良好效果来吸引群众参加。"重庆财政局的同志说：现在重庆市城镇职工基本医疗保险个人账户结余若干亿元，有些人干脆将医保卡当成了购物卡买米买盐了。因此，应抓紧研究取消个人账户，并将个人账户资金纳入统筹基金，以提高统筹保障的能力。

二是全面推行和完善新型农村合作医疗制度。①要尽快使新型农村合作医疗制度覆盖全体农民。②逐步同比例增加财政与个人缴费数额，以相应提高报销比例。③研究设立不同标准的新农合保障项目，在财政补助不变的情况下，有条件的农民个人愿意多缴纳一定数额的，可适当提高报销比例，以构建一座由合作医疗制度向医疗保险制度过渡的桥梁。④提高统筹层次。北京、上海、天津、重庆要率先实现市级统筹，其他有条件的省份也可以先搞提高统筹层次的试点。⑤改进新农合报销的管理和服务，农民进城务工，可按照适当比例及时方便地报销在城市发生的医疗费用，增强可携带性。

三是加快建立城市居民基本医疗保险制度。①要按照新农合的路子，加快推进新城合制度的试点步伐，以尽快解决2亿多城镇非就业居民的基本医疗保障问题。②新农合与新城合这两项制度情况相似，路径相通，应在试点中同时探索一体化管理的办法。比如，先在县城居民和农村居民之间探索双向进退的办法等。③在推行新城合制度时，要切实防止发生企业因逃避缴费责任让职工不参加城镇职工基本医疗保险而往新城合靠的问题，同时尽可能让灵活就业人群逐步走医疗保险的路子。④新城合起步时要注意同所属农村的新农合进行协调，起点不能太高，否则，农民不满意，城市居民也不满意。一般而言，县城与农村筹资标准的差别原则上要控制在2倍左右，市与农村筹资标准的差别要控制在3倍左右，省城与农村筹资标准的差别要控制在4倍左右。

四是建立健全城乡医疗救助制度。老百姓实在看不起病的，政府必须给他们提供最后一道防线。救助应着重解决三个问题：一是帮助城乡低保户解决或部分解决个人参保缴费问题。二是帮助城乡低保户解决看小病问题，原则是个人一定要负担一点费用，哪怕只负责一元钱。三是适当补助基本医疗保障封顶线以上个人负担过重的部分。困难程度越大，可补助得越多一些。"十

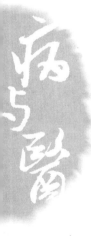

一五"期间要基本健全覆盖城乡全体困难群体的医疗救助制度体系。同时，探索建立重大意外伤害事故紧急救援机制。如果说医疗救助制度主要立足于"救穷"，重大意外伤害事故紧急救援机制则主要立足于"救急"。要多渠道筹资建立重大意外伤害事故紧急救援基金，遭受重大意外伤害、身份不明的病人到医院进行紧急救治时，费用由该基金垫付。事后，由该基金通过相应保障制度追偿。对于最终无法明确身份的无主病人，救治费用由基金核销。

五是积极发展商业医疗保险。政府鼓励企业在自愿和自主的基础上，为职工购买补充形式的商业医疗保险；也鼓励有条件的高收入人员参加多种形式的商业医疗保险。鼓励商业医疗保险公司投资入股医院。这一阶段若能使5％左右的人群参加商业保险，必将为下一步商业医疗保险的发展完善奠定良好的基础。

六是进一步发展城乡居民公共卫生服务事业和保障办法。需要强调的是：①在制度建设中，要注重解决上述六个层次医疗保障制度的定位、边界及相互衔接问题，实现全民医疗保障的无缝隙、全覆盖。要消灭医疗保障制度覆盖人群的死角，基本实现全民覆盖。要特别解决好困难企业职工和退休人员、小企业职工、灵活就业人员、民办大学生、长期进城务工人员及其身边子女等的参保问题。②要逐步实行以户为单位参保。之所以要采取以户为单位参保，主要考虑到：我国传统文化提倡尊老爱幼，崇尚家庭互助，以户为单位参保符合我国传统文化特点；改革前的劳保制度曾有家属半费医疗的先例，老百姓易于接受；随着我国人口老龄化深入发展，医疗资源代际转移的矛盾加剧，以户为参保单位可以让保障成效切实反映在每一个家庭当中，缓解矛盾；特别是有利于解决新城合、新农合由于自愿参保导致的逆向选择问题，也就是说，参保人员都是老人或病人，而年轻人、健康人等优质客户不愿参保，最后成了"老帮老，病帮病"，风险高度集中。因此，国家要对企业帮职工家属缴费制定税收鼓励政策，比如研究是否允许列入生产成本。但要强调的是，职工家属缴费不能由企业全补，不能全部取代家庭应负的责任。另外，国家还要制定政策，鼓励和引导商业医疗保险机构实行"一单保全家"的保障方式。③在推进从低层次医保制度向高层次医保制度过渡、基本医疗保障项目必须采用普适技术和基本药械的基础上，对现有医学条件无法有效救治的病人，要制定采用适宜手段和办法实施维持性治疗、尽可能减少不必要消耗的规程和制度。清华大学的一位教授说：美国患不治之症的患者多在家里去世，我们有医保的则多在医院去世，这固然有文化差异等问题，同时也有医保制度的引导问题，需要认真研究借鉴。④引入"第三方"支付方式，由医疗保障经办机构直接向医疗机构支付应为参保人员支付的费用。实行门诊实名就医，让医保机构可全程监控医疗机构诊疗中不合理的检查、治疗和用药，防止骗保行为。⑤各种医疗保障机构的政府管理部门应该统一，实现由一家进行统一管理。我主张由社会保险部门统一管理，统一规划，统一政策。⑥大力宣传医疗保障制度的重要性。这方面，许多转型国家有经验，也有教训。例如，波兰医保制度改革之所以卓有成效，在一定程度上就得益于1997年和1999年两次全国范围的大规模宣传工作；而拉脱维亚正相反，在改革之初由于宣传工作没有跟上而导致改革进程出现反复。我们必须注重借鉴其经验教训。

2. 中期目标（2011—2020年）：进一步完善全民医保制度，逐步提高筹资标准和保障水平

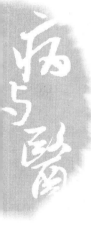

一是逐步提高筹资水平和报销比例。适应经济发展水平和工资收入增长，逐步提高企业缴费、个人缴费、政府资助的数额，适当扩大基本医疗服务包和基本药物目录范围，提高报销比例，让人民群众逐步享受更好的医疗保障服务。这一阶段中期新城合和新农合的报销比例全国似以达到65%左右为宜，以留下向医疗保险制度过渡的空间。在政府资助金额一定的情况下，有条件的参保人愿意多缴纳一定金额的，可以报销80%，完善新城合和新农合通向医疗保险制度的"桥梁"体系。鉴于东中西部地区发展差距较大，地方政府可以根据本地财力状况，适当扩大保险服务包，提高报销比例，但一方面必须坚持"以收定支、收支平衡"的原则，保证基金运行的可持续；另一方面，必须符合制度设计自身规律要求，且要报经审批，以免引发攀比或打乱整个体系。

二是逐步提高统筹层次。新农合、新城合要由以县（市）级统筹为主过渡到原则上以省级统筹为主。特别是中西部地区，人口较少的县不在少数，可对辖区内"小县"较多的地市先行实现地市级统筹、省级统筹。在提高统筹层次过程中要优先研究解决统一管理机构的问题。

三是对收入低于一定水平的困难群体实行免费医疗。在本阶段后期，对于收入低于一定水平的困难群体实施在定点医疗机构

免费获得最基本医疗的办法,相关资金由政府向服务机构按规定支付和结算。越南采用的办法是,对这部分人群发放一种只能用于看病的代金券,我认为类似办法也可以研究借鉴。这里所谓的免费治疗,我并不主张一元钱不收,这样不利于加强疾病预防和明确个人责任。建议根据困难程度不同,向个人象征性收取1—100元不等的费用。

四是促进保障机构竞争。在统一城镇职工基本医疗保险、新城合、新农合管理部门的基础上,将经办机构分成若干家,脱离行政主管部门,成为独立的社会服务机构,由老百姓自主选择,推动他们为吸引客户公平竞争,提高服务质量和水平,增强对医疗机构的控费动力。同时:①严格规定和限制运行费用使用领域和方向。②注意汲取美国医疗保险的教训,一方面防止保险公司出现"逆向选择",规定每个保险基金参保人群中老年人、残障人的最低比例,而且保险基金的收入分配、成本列支等要执行严格的标准,接受政府相关部门的监管;另一方面,要提前设计和统一各类申报表格特别是资金支付模式,以节省管理成本。③要深入打击商业贿赂,防止经办机构工作人员吃"回扣"、放弃或放松对医疗服务机构的控费管理。

五是进一步发展商业医疗保险。要支持和引导商业医疗保险公司构建和实施差异化、低成本和集中化战略。①所谓差异化战略,就是向客户提供满足客户个性化需要的产品和服务。这种差异化主要体现在三个方面:对投保人来说,商业医疗保险的产品和服务难以替代,不愿放弃;对竞争对手来说,商业医疗保险产品和服务难以模仿,或模仿成本极高;对公司自身来说,要培养

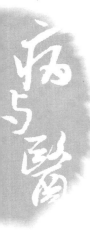

大批专门人才，运用专门技术，不断更新、改造和加强自身的特色。②所谓低成本战略，就是加强成本控制，在提供相同产品或服务时，使成本和费用明显低于竞争对手，从而赢得更高经营利润率。具体来说，就是采用低成本的组织架构和运营模式，把经营管理各环节成本降到最低限度，获得成本领先优势。③所谓集中化战略，就是把产品和服务集中在特定购买者集团或特定地域市场，进行密集化经营，获得特定客户和特定地域的竞争优势。在客户集中方面，重点占领中高收入家庭客户和中小团体客户这两大细分市场。在地域集中方面，推行以大城市为纽带的发展。为此，一要建立医疗服务和健康管理提供者网络；二要建立健康管理和健康服务平台，为客户提供相关服务；三要强化健康管理服务，以差异化的健康管理服务增强产品竞争力，有效控制医疗风险；四要充分利用健康管理技术，提供健康产业系列产品。

该阶段，城乡居民参加商业医疗保险的人数要争取达到总人口的15%左右。

3. 长期目标（2021—2030年）：建立城乡一体化、以社会医疗保险为主体的多层次医疗保障体系

建立城乡一体化、以社会医疗保险为主体的多层次医疗保障体系是我国医疗保障制度建设的长远目标，也是经济社会发展到一定程度、具备一定社会经济政治条件后的必然产物。要着眼未来，未雨绸缪，进行前瞻性的谋划和设计，在目前城乡二元医疗保障体系之间构建衔接办法和过渡措施，以适应劳动力及资本、

技术等生产要素在城乡和不同地区间快速流动的需要。要鼓励和进一步发展企业补充医疗保险。要始终不渝地推动商业医疗保险发展，本阶段商业医疗保险覆盖面要争取达到25%左右。社会慈善救济要达到一定规模。同时，随着我国综合国力的进一步增强和老龄化社会的到来，逐渐建立护理保险制度，明显缓解"二儿四老"情况下高龄老人的护理困难问题。

九

管者理也，就是统合与协调。在医疗保障体系中，需、供、保三方关系能否统筹协调，各自责、权、利关系能否有机统一，很大程度上取决于管方能否根据法律规定，合理界定职能，切实履行职责。总之，管方太重要了，但它恰恰也是我国医疗保障体系中的又一个薄弱环节。因此，在改革和设计医疗保障体系时，必须把管方体制、职能、机制、方式的改革和完善作为重要一环来考虑。

管方改革，根据先易后难、由浅入深、循序渐进的原则，也需分三步走：

1. 近期目标（2007—2010年）：实行统一领导，科学划分各相关管理部门职责

国家行政学院公共管理部汪玉凯教授说："部门主导的公共

政策过程出现'权力部门化、部门利益化、利益法定化'倾向，部门利益凌驾于国家利益之上。公共政策制定成本高、周期长、效率低，大量时间和精力消耗到部门利益争夺、扯皮和推诿之中。"[1]这虽然不是专指医疗卫生管理部门，但在管方改革与发展中，却应引起我们足够重视。考虑到现有医疗卫生管理机构过于分散，协调配合和信息整合难度大，建议成立由国务院领导挂帅的联席会议，并单独设立办公室，统筹协调公共卫生、医疗服务、质量价格、医保制度、筹资体系、卫生经济、规划监督、改革发展等工作。只有这样，医药卫生体制改革才能整体设计、整体推进，各项工作才能协调发展。建议政府对这项改革予以统筹考虑。同时，建议在"十一五"时期把科学调整各职能部门的具体职责作为深化行政体制改革的一项重要内容加以推进，不断追求职责清晰、权责一致、避免交叉重叠；相互支撑，相互制约，避免相互扯皮。医疗卫生是一项多学科交叉、极其复杂的大问题，需要多部门的相互配合，没有哪一个部门可以单独完全应对。有人建议设立"全国健康委员会"来负责统筹，我认为简单将几个部门合并为一个部门并不能解决问题，因为一个部门内部实际上也存在矛盾，可能还不亚于不同部门之间的矛盾，简单合并的结果只是把矛盾从外部转移到了内部。因此，应实行行政协调工作机制。这种方式比较符合医疗卫生问题的复杂性、多样性和社会性交织等特点，能够让人们在概念上充分相信从上到下的国家机器都上了"润滑油"，在医疗卫生

---

[1] 汪玉凯《从经济到行政——改革重点战略转移》，载《经济要情参阅》第1页，2007年5月11日。

问题上获得了最大限度的运转机能。

另外，还有四项工作要做。一是制定一个通盘的改革规划和分阶段的改革要点。二是抓好试点并及时全面总结改进。三是要加大基层医疗服务机构的改革步伐。乡卫生院、村卫生室和社区卫生服务机构的建设，一方面政府要加大投入，另一方面要积极推进体制和机制的改革。哈佛大学的两位教授在同我交谈时都反复强调了这一点。辽宁省财政厅原主管社保工作的副厅长、现铁岭市常务副市长袁卫亮告诉我：乡卫生院正在改扩建，建成后，就应实行新的体制和办法，搞委托经营等，无论如何不能再搞城市大医院那种养人办医的路子。如不抓紧办这件事，过不了几年就会形成大面积的亏空。四是深入开展根除"红包"、"回扣"工作。日本、美国等国家都先后出现过"回扣"和"红包"现象，但都得到了有效解决，要认真研究借鉴其经验办法，从制度上、机制上、源头上加以治理，力争近期取得明显成效。

2. 中期目标（2011—2020年）：从医院"总院长"和直接经办 医疗保险的桎梏中走出来，实现管办分离、依法监管

一是**间接化管理**。改变直接干预医疗卫生机构内部管理的管理方式，实行间接化、距离化的监管。①实行政事分开、管办分开。捷克财政部一位副部长告诉我，政府管理医疗保障体系，必须做到既有责任心又有克制精神。既管又办，必然造成既缺位又越位，结果是既管不好，又办不好。要按照政府公共管理职能和公立医院出资人职责分开的思路，重新设计行业管理的组织架

构。卫生行政管理部门专司规划、准入、监管等职责；设立专门机构履行公立医院出资人职责，统一管理公立医院人、财、物等事项，包括负责制定医院发展规划、组织提供医院服务、参与医院董事会等。②卫生行政管理部门要加强对医疗卫生服务行为、服务质量的监管。要加快制定和实施各类技术标准、诊疗规范、护理规范。特别要明确规范各级医疗机构诊疗病种，各种病种诊疗流程，常见病、多发病的通用药方等。改革和完善公立医院财务会计制度，加大对公立医院的财务收支、对外投资、资产处置、内部收入分配、结余留用等的监管力度，确保相关财务信息公开、透明。促进社会公众和其他中介组织加强对公立医院的监督。③完善细化各级医疗卫生发展规划，强化指导力。对区域内需建设的医院数量、功能、位置进行充分论证、科学规划。大型仪器设备购置要经过医疗卫生管理部门和医疗保障机构审批。④各级政府要加强卫生监督机构和队伍建设以及卫生监督技术支持能力建设。同时，鼓励和支持医院协会等行业组织发展，推动医疗机构自律监管。我们在捷克了解到：医院协会组织定期评估及通报各医院的主要医疗、服务水平和费用等指标，对各医院起到了"干有目标、赶有方向"的激励作用，极大方便了医保机构和患者选择自己满意的医院或医生，也为政府监管提供了大量及时有用的信息。要大力支持建立注册医师管理体系。

此外，要改变政府对医疗保障经办机构直接举办和过分干预的局面，政府通过相应的监管标准和体系对其加强间接管理，促使经办机构按规则自主行事。

二是法制化管理。孟子说："不以规矩，难成方圆。"我们要加快卫生立法步伐，特别是尽快制定《卫生基本法》，完善相关卫生法律法规，明确需、供、保、管四方的权责关系，建立健全与之配套的各类卫生标准。各级政府要完善卫生行政执法职能，改革卫生执法监督机制，调整并充实执法监督力量，加大执法监督力度，让违规违法现象得到有效避免和及时查处与纠正。

三是属地化管理。中央政府部门和省级政府部门除保留少数承担科研教学等特定任务的医院以外，其余医院下放到所在市级政府管理；企业医院也要创造条件逐步剥离出去。市级政府作为承担医院管理职责的主体，负责制定区域医院设置规划并组织实施。区域内公立医院（包括高校附属医院、部门所属医院、国有企业所属医院）和私立医院，均应由市级卫生行政管理部门实行全行业监管。

四是服务化管理。①要为广大人民群众服务，重点是提供更多具有权威性的医疗卫生服务和健康信息，通过有效途径介绍各类疾病特点、药品价格、各家医院特色以及医生的特长和技能，帮助患者掌握更多的信息以维护其对自身健康的知情权和选择权。要在初步建立公共卫生信息网的基础上，统筹规划，尽早建立覆盖全民的健康管理信息系统，逐步实现公共卫生、医疗服务、医疗保障、药械生产流通和购销使用等各体系间的有效衔接。②要为医务人员服务。要在充分了解和理解医务人员需求的基础上，满足其合理要求；指导建立合理的分配奖惩制度，充分调动其积极性和主观能动性；创造机会提高医务人员的素质与技能，使其潜能得到全面发挥，个人价值得到充分实现。特别是改革过程中，要充分理解和尊重医务人员的利益诉求，采取措施让他们积极参与,没有医务人员参与和配合的改革是注定难以成功的。要提高医生的准入门槛,科学划分医生的技术等级。对临床医生实行以工作数量和质量为考核内容的技术职称评价体系,不再采用理论和教学人员的职称考核办法或不以此为主。要从改革护理人员培养方法抓起,将人性关怀纳入教学内容。护士不仅仅是打针送药的人员,应当更加注重医疗安全、人性关怀。江苏人民医院骨关节中心主任张中南教授是一位美籍华人,他受医院委托在骨关节中心搞了护理改革,使病人满意度大大提高,并发症明显减少。我考察后感到:目前我们护理病人主要靠病人家属或雇工,由于他们缺乏医疗护理常识,大大增加了病人的危险性。把这些护理工作交给护士,既可以扩大就业,又可以增强安全性,还可以大大提高病人的康复率和满意度,而护理费用的增加并不多。即使一下子不纳入医保报销范围,病人及家属都愿意支付。要在试点的基础上推行这方面的改革。最后,要千方百计提高优秀医护人员的收入待遇,使之成为最高收入的人群之一。张中南教授说:现在好的医生收入太低。医生的价值主要体现在三个方面:一是医疗价值,二是人性关怀价值,三是商业价值。现在报酬低,只解决了第一部分;第二部分和第三部分靠收红包、开大处方、收回扣等办法解决。对此,既要依法依规整治,也要积极探索用改革的办法和科学的机制来解决。

3. 长期目标（2021—2030年）：切实形成管方不管受指责、乱管遭处罚、善管得激励的有效机制

随着中国行政管理体制改革和发展，要切实形成一个民众监督政府、政府推动部门、部门依法监督医疗服务和保障机构并服务好民众这样一个良性循环，形成管方不管受指责、乱管遭处罚、善管得激励的有效机制，使管方有压力、有能力、有动力做好医疗服务、医疗保障体系管理。

＋

需、供、保、管这四方共同构成了一个三棱锥体。要想让这个三棱锥体立得住、站得稳，四方必须各尽其责、相互促进、相互制约。因此，在医药卫生体制改革中，不仅要关注四方各自职责权利的改革完善，而且要科学构建其相互之间的关系，特别是要借助现代化管理理念和手段，强化相互制约，实现四方利益的均衡。

1. 从需方看

一是需方制约供方。通过促进医疗机构竞争，建立"病人选医"、"病人评医"的机制，强化病人"以脚投票"、"以意见影响

医生收入"的权利，促使供方提供更好的服务。值得一提的是，当前许多患者借助富有经验的"第三方"的力量，打破信息不对称的弱势地位，监督供方收取医疗费用是否合理，不失为需方制约供方的一种有效方式，要鼓励发展完善。二是需方制约保方。要研究办法将保方分成若干家相互竞争的法定医疗保障经办机构，让需方自由选择，以提高保险机构的服务质量和水平。三是需方制约管方。要推进我国社会主义民主进程，拓展需方表达意见的渠道，给予管方压力，防止管方不作为等情况发生。

2. 从供方看

要制约需方不适当的医疗要求、保方不合理的约束，还要推动管方制止和纠正各种不正当竞争、提供信息服务等。医院、医药、医械等供方内部，也要形成和完善合理分工、相互制约、相互促进的机制。

3. 从保方看

一是保方制约供方。要强化医疗保障经办机构作为需方代表的角色定位，加快培育"第三方购买者"地位。在结算方式上改革目前单纯按项目付费的方式，推行总额预付、单病种付费、按人头付费及其组合的方式。制定和建立单病种治疗方案和药品阶梯使用制度，严格考核，防止药品滥用。二是保方制约需方。合理设定起付线、封顶线和报销比例，防止需方滥用医疗资源和挥霍健康。三是保方制约管方。如果管方不作为，可以通过合法渠道进行反映和监督。

4. 从管方看

管方对其他三方的制约关系，前面已做过详细论述。这里再强调一点，就是管方要在需方、供方、保方之间，组织建立并完善信息发布和数据共享机制，以更加有效便捷地进行管理和监督。到重庆调研时，渝北区医疗保障系统信息化建设给了我们很大启发。该区新型农村合作医疗系统完整收集了参保农民的基本信息，链接了各家医院、卫生局、民政局、财政局等单位，医院为农民开的药单可以实时在电脑上显示出来。渝北区民政局局长告诉我们，这一信息管理平台建立后，实现了系统的集成以及模块之间的无缝衔接、数据的无缝传输和充分共享，管理部门可以适时监控和随时查询参保对象的就医情况及各医疗服务机构实施治疗情况。我想，信息化时代，的确应该转换管理思维和理念，利用现代网络手段来设计和整合信息流，完成一个从需方到供方、保方、管方再回归需方、供方、保方的信息流循环，并在信息流中构筑资金流和监管流。比如，供方诊疗药方在网上实时显示，便于保方和管方监督其是否存在过度用药行为。再如，为了方便需方选择供方，管方可对每个医院和医生设定编码，统计其病人数量和服务能力，并定期更新整理数据提供给需方，促使供方提供更好的服务。我们应该充分利用网络技术，实施"新注册规划"，让医生、医院的业绩和过失都可在网上查到。又如，对需方平时诊疗实行划卡制,对医疗档案实行电子化管理,建立可互动操作的电子病历和全国慢性病分析系统等。抓紧建立国家卫生信息技术基础设施,以大大提高医疗保障体系的透明度、效率和质量。总之,这类问题国际上有很多成熟的经验,关键是我们要把现有系统充分用起来,并在此基础上,加大整合、互联、拓展、完善力度,建立信息公开网络,实现资源共享。

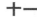

十一

在需、供、保、管这一三棱锥体构建过程中,财政投入是一项十分重要的内容,可以通过投入方向和结构调整,激励四方不断加强能力建设,改革完善体制机制,形成更加稳固、更加协调的三棱锥体结构。

有人认为,当前医疗保障体系存在的问题,主要原因在于政府卫生投入不足,只要增加投入,所有问题就会迎刃而解。我认为,对此要一分为二地看。第一,由于将大量财力用于农业、教育等领域,以前政府卫生投入的确是相对不够的,今后要不断加大投入力度。第二,这几年政府卫生投入增长已经进入了快车道。2001年至2006年,政府卫生投入每年以20%左右的速度增长,中央财政的卫生投入2006年比2005年增长了65%,2007年预算安排又比2006年增长了86%,增长十分显著。第三,没有钱是万万不能的,但钱也不是万能的,花钱关键要买到好机制。我到天津调研时,南开大学国际商学院齐善鸿院长提醒我:"如果医疗供给体制不改革、不完善，财政投入就将投向一个永远无法填满的'无底洞'，最终难以为继。"哈佛大学公共卫生学院教授、曾任美国总统医疗顾问的萧庆伦先生在谈到该问题时也特别强调："政府财政资金投向供方，由政府直接开诊所、办医院，很容易导致医院演化成官僚机构，为了自身利益盲目增人扩编，效率低下，浪费严重。"

我认为，下一步政府卫生投入关键要把握以下几点：

1. 增加投入

各级政府要高度重视卫生事业发展，下大力气增加政府卫生投入。政府卫生投入的安排要与卫生事业发展需求和财政经济发展水平相适应，逐年提高政府卫生投入占财政总支出的比重、占卫生总费用的比重。为此，各级财政部门要积极调整支出结构，努力增加财政卫生投入。各级发展改革部门在安排基建支出时，也要重点向卫生等社会领域倾斜，要在控制规模、严格审批的前提下，全额安排公立医疗机构基本建设和大型设备购置等支出，避免医疗机构依靠贷款、集资等方式盲目建设。我们的目标是使政府卫生投入占医疗卫生总费用达到一个合理、适当、稳定的比例，实现政府、企业、个人责权利的均衡。

2. 统筹考虑

关键要把握"两个统筹"。一是在增加政府卫生投入的同时，要统筹考虑卫生支出与农业、教育、科技、国防以及其他社会保障支出的协调问题；二是统筹考虑财政投入增加与医疗卫生服务机构执行力水平提升幅度相适应的问题。

3. 创新机制

这里有两层含义。一是用钱促进与激励改革，形成符合市场经济发展需要的科学机制，而不是走养人养机构的老路。二是用钱促进机制自身的改革，要开展绩效评估，注重绩效考评。

4. 拓展渠道

通过税收优惠政策等手段大力鼓励发展公益捐赠活动及医疗慈善事业。研究适时开征烟草和酒类消费健康附加税，发行健康福利彩票等问题，为医药卫生事业发展开拓新的财源。

5. 调整结构

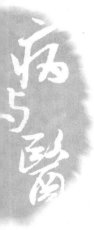

关键要做到"四个倾斜"。①在供需两头中，重点向需方倾斜。直接向需方提供补助既有利于确保社会成员人人享有基本医疗服务，避免贫困人口在患病时因缺乏支付能力而被剥夺基本生活甚至生存的权利，保证医疗服务的公平性和可及性，也有利于理顺医疗服务市场的供求关系，提高服务效率，促进医疗机构的健康发展。因此，财政应从主要补助供方向供需兼顾、以需为主转移，并根据医疗保障制度建设情况逐步加大补助需方的力度。②在正规就业人群和非正规就业人群这两头中，重点向非正规就业人群特别是生活困难群众倾斜。通过支持新农合、新城合、医疗救助等制度安排，实现全民医保。③在医疗和公共卫生两头中，重点向公共卫生倾斜。进一步加强公共卫生体系建设，建立健全城市公共卫生经费保障机制和重大传染病防治经费保障机制，逐步做到以防为主。④在医院和基层卫生服务机构两头中，重点向基层卫生服务机构倾斜。进一步加强农村和城市社区卫生服务能力建设，加大对农村卫生服务机构和城市社区卫生服务机构基础设施建设、设备购置和人员培训的投入力度等。

6. 分级负责

与我国现行财政体制相适应，中央和省级政府应承担更多的卫生支出责任。公共卫生特别是计划免疫以及跨地区的重大传染疾病防控等，中央政府应承担主要投入责任。同时，中央政府通过专项转移支付，对农村和城镇困难群体的基本医疗保障以及中西部地区公立卫生机构能力建设予以补助。省级财政对辖区内的公共卫生服务承担主要责任，并对财政困难地区的基本医疗服务及困难群体的基本医疗保障予以支持；市、县级财政直接承担对公立医疗机构、农村卫生机构、城市社区卫生机构能力建设的补助支出以及困难群体的医疗保障补助支出，所需资金通过上级转移支付以及本级财政统筹安排。总体上看，考虑到公共卫生和基本医疗涉及到经济社会、城乡协调发展的大局，目前各级政府特别是省级和中央政府应该承担更多的卫生投入责任。

十二

需、供、保、管四方构成的三棱锥体结构并非一个封闭的体系，相反，它与外界是息息相关、相通甚至是相融的。因此，在医改进程中，既需"眼观四路"，更要"耳听八方"；既需看到树木，更要看到森林。

首先，要将医药卫生体制改革与更广阔的经济体制改革大环境联系起来，这有助于克服许多阻碍因素。要认真研究和解决各级政府的财力和事权、责任和权利的匹配问题；事业单位改革及养老等社会保障体系改革问题；政府预算管理体系和机制改革问题；加强医院绩效监督和评估工作，形成以产出或绩效为导向的医疗管理体系；等等。

其次，要将医药卫生体制改革与整个社会大环境、大氛围关联起来。以英国政府包揽型医疗保障模式为例，应该说英国国民享受的医疗服务的公平性和可及性较高，但有关资料显示，英国上层与下层社会的健康水平差距较大，因为影响民众健康的因素既包括医疗卫生条件，也包括生活方式与心理状态。如上篇所述，人的身与心是相互影响的，一个不和谐的社会特别是当人时常有压迫感和焦虑感时，相当程度上会影响和摧毁其健康。因此，一个社会是否和谐，人与自然、人与人、人的身体与内心是否和谐，相当大程度上影响了国民健康。同时，一个社会人人享

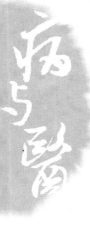

有健康权,也将进一步消除每个社会成员特别是弱势人群内心的焦虑和恐惧,增强自信,增进健康,进而促进经济发展、社会和谐、文明进步。从上述意义上讲,没有和谐就没有健康,没有健康又难以真正和谐;和谐促进健康,健康推进和谐。让我们在党中央、国务院的领导下,开拓进取,齐心协力,共同构建一个公平、可及、高效、价廉、持续的医疗保障体系,打造一个和谐的社会、健康的中国!

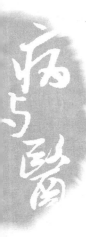

结　语

　　从国内到国外，再从历史到现实；从脚步的行程到思想的驰骋，再从突然失去父亲的悲痛到痛定思痛的感悟；从参加会议讨论，到与专家学者交流，再到领导、同事、家人、朋友的鼓励和支持；我不懈地追寻着、探索着、思考着、描绘着、书写着、修改着。阳光和灯光轮流陪伴着我，驱散了黑暗，也渐渐照亮了我的思想。油然而生的，不仅是最初的责任感，还有改革的紧迫感。"人民的福祉是最高的法律。"改革是一个漫漫征程，但解决人民群众的疾苦却应只争朝夕。

　　收笔之际，我不禁想起，在土耳其爱菲斯城圣母山上，圣母晚年避难的小屋附近，有三眼泉水，分别命名为"健康泉"、"财富泉"、"爱情泉"。这三眼泉水代表了人类对自身最诚挚、最深切的祝福。"健康泉"与"健康权"，只有一字之差，一个代表愿望，一个代表行动。构思此稿时，我曾在那儿默默喝下一掬"健康泉"的泉水。写作此稿一年多的时间里，她化作了本文的一个个文字，化作了对普天之下老百姓拥有健康，拥有美好幸福明天的默默祝愿。

策划编辑:李春生

装帧设计:曹　春

图书在版编目(CIP)数据

病与医/王军　著. -北京:人民出版社,2008.4

ISBN 978－7－01－006972－2

Ⅰ. 病…　Ⅱ. 王…　Ⅲ. 医疗保健制度-体制改革-研究-中国

Ⅳ. R199. 2

中国版本图书馆 CIP 数据核字(2008)第 041066 号

病　与　医

BING YU YI

王　军　著

人 民 出 版 社 出版发行

(100706　北京朝阳门内大街 166 号)

北京凌奇印刷有限责任公司印刷　新华书店经销

2008 年 4 月第 1 版　2008 年 4 月北京第 1 次印刷

开本:710 毫米×1000 毫米 1/16　印张:11. 5

字数:121 千字　印数:0,001－5,000 册

ISBN 978－7－01－006972－2　定价:26. 00 元

邮购地址 100706　北京朝阳门内大街 166 号

人民东方图书销售中心　电话 (010)65250042　65289539